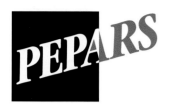

【ペパーズ】
編集企画にあたって…

　この度，PEPARS「形成外科的くすりの上手な使い方」の企画および編集を担当させて頂きました．このような貴重な機会を与えてくださった編集主幹諸先生方のご厚意に深謝申し上げます．また編集作業を迅速・的確に進めて頂いた全日本病院出版会の方々に厚く御礼申し上げます．

　日々の科学および医学の進歩とともに，形成外科はその技術と範囲を着実に拡大させています．その中で，患者の回復と美的な結果を最適化する上で欠かせない要素の1つに適切な薬物の使用があります．本書は，形成外科的くすりの上手な使い方に焦点を当て，臨床の現場での実践的な知識を提供することを目的としています．

　形成外科では単なる外見の修復に留まらず，患者のQOLと心身の調和を追求するために総合的なアプローチを行います．くすりの効果的な活用は，手術加療あるいは日々の外来診療において重要な役割を果たすことから，その選択と使用には特に慎重さが求められます．本書では形成外科における，くすりについて需要が多いと思われた「感染創・バイオフィルムに対する薬とエビデンス」，「皮膚軟部組織感染症の抗菌薬選択とそのエビデンス」，「形成外科領域で処方される侵害受容性疼痛と神経障害性疼痛に効果のある薬剤」，「異常瘢痕(ケロイド・肥厚性瘢痕)に対する薬物療法」，「腋窩多汗症・腋臭症に対する薬物療法」，「痛みを伴う処置に対する安全な鎮静・鎮痛薬の選択とエビデンス」，「形成外科で使用する局所麻酔薬」，「再建術後の薬物療法」，「形成外科領域で使える漢方薬」，「アンチエイジングの薬物治療」の各項目に分類し，それぞれの本邦の第1人者と認められる先生方に最新かつ実践的な知見についてエビデンスを交えながらわかりやすく解説して頂きました．

　医療従事者，研究者，学生，そして形成外科へ興味をお持ちの方々へ向けて，本書が役立つ情報となることを期待しています．くすりの知識と適切な使い方を理解することで，患者のケアと手術の成功に寄与できることでしょう．

　本企画を通じて，形成外科の更なる発展と患者の健康向上に寄与することができれば，これ以上の喜びはありません．本書が，読者の皆様にとって有益であることを願っております．

2024年1月

JN022861

秋山　豪

KEY WORDS INDEX

和　文

━ あ 行 ━

異常瘢痕　25
痛み　16
A 型ボツリヌス毒素　33
腋臭症　33
エクラー® プラスター　25
壊死性軟部組織感染症　9

━ か 行 ━

外用薬　1
加齢性混在型色素斑　75
感染創　1
肝斑　75
漢方医学　63
拮抗薬　40
局所麻酔中毒　49
局所麻酔薬　49
極量　49
桂枝茯苓丸　63
形成外科　63
血管拡張薬　55
ケロイド　25
原発性腋窩多汗症　33
抗凝固薬　55
抗血小板薬　55
抗コリン外用薬　33
抗プラスミン作用　75

━ さ 行 ━

紫雲膏　63
脂肪乳剤投与　49
十全大補湯　63
手術部位感染　9
処置時の鎮静・鎮痛　40
侵害受容性疼痛　16
神経障害性疼痛　16
創傷治癒　1
創傷被覆材　1

━ た 　行 ━

治打撲一方　63
鎮静薬　40

鎮痛薬　16, 40
動物咬傷　9
トラニラスト　25
トラネキサム酸　75
トリアムシノロンアセトニド（ケ
　ナコルト®-A）皮内用水懸注　25

━ な・は行 ━

熱傷初期対応　9
バイオフィルム　1
肥厚性瘢痕　25
副腎皮質ステロイド剤　25
吻合部血栓　55

━ ま・や行 ━

慢性下肢動脈閉塞　16
慢性術後痛　16
モニタリング　40
薬剤アレルギー　49
遊離皮弁　55
予防的抗菌薬投与　9

欧　文

━ A・B・C ━

abnormal scars　25
aging complex pigmentation；
　ACP　75
analgesic(s)　16, 40
anastomotic thrombosis　55
animal bites　9
antagonist　40
anti plasmin effect　75
anticoagulant　55
antimicrobial prophylaxis　9
antiplatelet drugs　55
biofilm　1
botulinum toxin type A　33
chronic postsurgical pain；CPSP
　　　　　　　　　　　　　16

━ D・E・F ━

deprodone propionate tape　25
dressings　1

drug allergy　49
Eclar® Plaster　25
extreme doses　49
free flap　55

━ H・I・J・K ━

Hyperhidrosis Disease Severity
　Scale；HDSS　33
hypertrophic scar　25
initial treatment of burns　9
Jidabokuippo　63
Juzentaihoto　63
Kampo medicine　63
Keishibukuryogan　63
keloid　25

━ L・M・N ━

lipid rescue　49
local anesthetic poisoning　49
local anesthetics　49
lower extremity artery disease；
　LEAD　16
melasma　75
monitoring　40
necrotizing soft tissue infec-
　tions；NSTI　9
neuropathic pain　16
nociceptive pain　16

━ O・P・S ━

osmidorosis　33
pain　16
Plastic surgery　63
primary axillary hyperhidrosis　33
procedural sedation and
　analgesia　40
sedative　40
Shiunko　63
surgical site infection；SSI　9

━ T・V・W ━

topical agent　1
topical anticholinergics　33
tranexamic acid　75
Tranilast　25
triamcinolone acetonide, Kena-
　cort®-A intradermal・intraar-
　ticular aqueous suspension
　injection　25
vasodilator　55
wound healing　1
wound hygiene　1
wound infection　1

WRITERS FILE

ライターズファイル（五十音順）

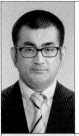

秋山　豪
（あきやま　ごう）

2006年　日本医科大学卒業
　　　　同大学千葉北総病院，臨床研修医
2008年　日本医科大学救命救急センター，専修医
2009年　会津中央病院救命救急センター
2010年　日本医科大学付属病院形成外科
2012年　会津中央病院救命救急センター
2017年　日本医科大学付属病院形成外科
2019年　同大学千葉北総病院形成外科
2020年　八潮中央総合病院形成外科・皮膚科
2021年　日本医科大学付属病院形成外科，助教
2023年　同，病院講師

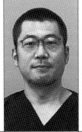

鈴木　理央
（すずき　あやお）

2001年　宮崎医科大学（現宮崎大学）卒業
　　　　同大学医学部附属病院，研修医
2003年　東京医科歯科大学形成外科
2004年　武蔵野赤十字病院形成外科
2005年　中野総合病院形成外科
2007年　亀田総合病院形成外科
2009年　横須賀市立市民病院形成外科
2016年　医療法人社団小磯診療所
2020年　同，並木小磯診療所院長
2022年　同，逗葉小磯診療所院長

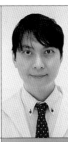

外薗　優
（ほかぞの　ゆう）

2011年　鹿児島大学卒業
　　　　協立総合病院，初期臨床研修医
2013年　日本医科大学付属病院形成外科・再建外科・美容外科，専修医
2015年　同，助教
2016年　国立がんセンター東病院形成外科，がん専門修練医
2018年　日本医科大学附属病院形成外科・再建外科・美容外科，助教
2020年　湘南鎌倉総合病院形成外科・美容外科
2021年　日本医科大学武蔵小杉病院形成外科・乳腺センター，副センター長

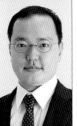

伊藤　謹民
（いとう　のりひと）

2009年　東京医科大学卒業
　　　　同大学病院，初期臨床研修医
2011年　同大学形成外科学分野入局
2015年　同大学形成外科学分野，助教
2016年　熊谷外科病院形成外科，医員
2017年　東京医科大学茨城医療センター形成外科，科長
2019年　筑波記念病院形成外科，科長
2022年　東京医科大学形成外科学分野，講師

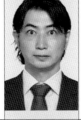

土肥　輝之
（どひ　てるゆき）

2005年　日本医科大学医学部卒業
2005年　同大学付属病院，初期臨床研修医
2007年　日本医科大学形成外科
2009年　会津中央病院形成外科
2009年　日本医科大学形成外科，助教
2015年　日本医科大学大学院修了
2015年　東和病院形成外科，部長
2016年　日本医科大学形成外科，助教
2016～18年　米国スタンフォード大学形成外科留学
2018年　日本医科大学付属病院形成外科・再建外科・美容外科，病院講師
2019年　日本医科大学形成外科学教室，講師

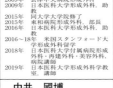

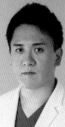

溝上　真隆
（みぞかみ　まさたか）

2015年　産業医科大学卒業
2017年　同大学病院形成外科入局
2019年　獨協医科大学病院形成外科・美容外科，学内助教
2021年　産業医科大学病院形成外科，修練指導医
2022年　福岡労働衛生研究所，産業医

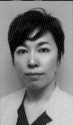

角田佳奈子
（かくた　かなこ）

2004年　東海大学卒業
　　　　同大学医学部付属病院，臨床研修
2006年　同大学医学部付属病院形成外科学入局
2007年　済生会平塚病院形成外科
2011年　東海大学医学部付属病院形成外科学，助教
2014年　小田原市立病院形成外科
2019年　東海大学医学部付属八王子病院形成外科学，助教

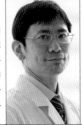

中井　國博
（なかい　くにひろ）

1995年　大阪大学卒業
　　　　同大学医学部附属病院皮膚科内形成外科診療班，研修医
1996年　大阪府立千里救命救急センター，レジデント
1997年　大阪警察病院形成外科，研修医
1999年　大阪大学医学部附属病院形成外科，医員
2003年　大阪大学医学系研究科分子病態生化学専攻皮膚科学講座（形成外科学），助手
2003年　市立船橋医療病院形成外科，助手
2004年　住友病院形成外科，副医長
2005年　大阪大学形成外科，助手
2006年　同，学内講師
2007年　同，講師
2010年　大阪大学医学部乳房再生医学寄附講座，准教授
2011年　市立堺病院形成外科，科長
2012年　同，部長
2013年　福井大学医学部附属病院形成外科，准教授（科長併任）

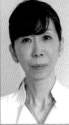

山下　理絵
（やました　りえ）

1985年　北里大学卒業
　　　　同大学形成外科入局
1990年　同大学救急センター
1991年　同大学形成外科美容外科チーフ
1994年　湘南鎌倉総合病院形成外科・美容外科医長
2000年　同，部長
　　　　北里大学，横浜市立大学，非常勤講師
2018年　湘南藤沢形成外科クリニックR，総院長

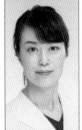

皐月　玲子
（さつき　れいこ）

2001年　金沢医科大学卒業
　　　　同大学形成外科入局
2005年　金沢医科大学大学院医学研究科修了
　　　　福井県立病院形成外科，助教
2007年　金沢医科大学形成外科，助教
2008年　神戸大学形成外科・美容外科
2009年　淀川キリスト教病院形成外科
2012年　三田市民病院形成外科，医長
2018年　こやまクリニック形成外科・美容センター，センター長
2021年　西宮渡辺脳卒中・心臓リハビリテーション病院形成外科，美容医療センター，センター長

CONTENTS 形成外科的くすりの上手な使い方

編集／日本医科大学 病院講師 秋山 豪

感染創・バイオフィルムに対する薬とエビデンス ……………………溝上 真隆ほか 1

感染創・バイオフィルムに対する外用薬・創傷被覆材の選択は wound hygiene のコンセプトに基づいた上で，創傷の大きさ，深さ，滲出液の量，壊死組織，肉芽増生の状態などを総合的に評価してから行う必要がある．

皮膚軟部組織感染症の抗菌薬選択とそのエビデンス ………………角田佳奈子ほか 9

SSI（手術部位感染），熱傷，動物咬傷，軟部組織感染（蜂窩織炎，皮下膿瘍など）に対し，形成外科領域の特性を踏まえたそれぞれにおける起因菌と抗菌薬選択を検討する．

形成外科領域で処方される侵害受容性疼痛と
神経障害性疼痛に効果のある薬剤 …………………………………中井 國博 16

どのような手術においても，5% 程度は中等度以上の術後遷延痛が起き得ることが報告されている．術前の説明で，手術後に遷延痛が生じる可能性を説明することが大切である．

異常瘢痕（ケロイド・肥厚性瘢痕）に対する薬物療法 ……………土肥 輝之 25

異常瘢痕の薬物療法の中心は副腎皮質ステロイド剤であるが，その組み合わせや治療戦略によって，大きく治療効果が変わってくる．本稿では，これらの適切な治療戦略について具体的に概説する．

腋窩多汗症・腋臭症に対する薬物療法 ………………………………皐月 玲子 33

発汗を原因とする原発性腋窩多汗症と腋臭症という 2 つの疾患に対し，それぞれの病態や診断方法，薬物療法を中心とした治療方法について解説する．

◆編集顧問／栗原邦弘　百束比古　光嶋　勲
◆編集主幹／上田晃一　大慈弥裕之　小川　令

【ペパーズ】
PEPARS No.206/2024.2◆目次

痛みを伴う処置に対する安全な鎮静・鎮痛薬の選択とエビデンス………秋山　豪　**40**
　　　安全で効果的に処置時の鎮静・鎮痛を行うためには，薬剤についての知識に加え
　　　て前評価・モニタリング・緊急対応・回復期のケアについての理解が重要である．

形成外科で使用する局所麻酔薬………………………………………伊藤　謹民　**49**
　　　局所麻酔薬にはそれぞれ異なる特性があり，それを理解し使用する必要がある．
　　　また薬剤アレルギーや局所麻酔中毒により重大な合併症を引き起こす可能性が
　　　あり，その対応策についても理解が必要である．

再建術後の薬物療法…………………………………………………外薗　優ほか　**55**
　　　皮弁移植（特に遊離皮弁移植）の際に生じた吻合部合併症に対するトラブル
　　　シューティングの1つとしての薬物療法について薬理作用および実際の使用例を
　　　もとに述べる．

形成外科領域で使える漢方薬………………………………………鈴木　理央　**63**
　　　西洋医学的治療に加えて局所血流改善に桂枝茯苓丸や当帰四逆加呉茱萸生姜湯，
　　　褥瘡やスキンテア，周術期の体力回復に十全大補湯や補中益気湯，外傷後の血腫
　　　に治打撲一方，放射線皮膚炎に紫雲膏が有用である．

アンチエイジングの薬物療法—肝斑の内服治療を中心に—………………山下　理絵ほか　**75**
　　　肝斑に第1選択されるトラネキサム酸内服の有効性を中心に解説する．

ライターズファイル…………………………前付3
Key words index……………………………前付2
ピンボード………………………………………**84**
PEPARS　バックナンバー一覧……………**88〜89**
PEPARS　次号予告………………………………**90**

「PEPARS®」とは **P**erspective **E**ssential **P**lastic **A**esthetic **R**econstructive **S**urgery の頭文字より構成される造語．

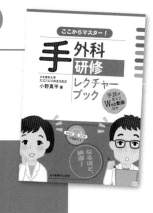
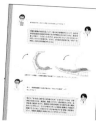
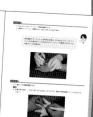

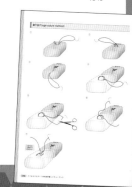

PEPARS No.206：1-8，2024

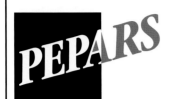

◆特集／形成外科的くすりの上手な使い方

感染創・バイオフィルムに対する薬とエビデンス

溝上真隆*1　朝戸裕貴*2

Key Words：感染創（wound infection），バイオフィルム（biofilm），外用薬（topical agent），創傷被覆材（dressings），創傷治癒（wound healing），wound hygiene

Abstract　感染創において典型症状がある急性期に比べ，慢性創傷の場合には症状が乏しいこともあり，診断が難しいことも多い．近年，慢性創傷ではバイオフィルムがその大きな原因になっているとの報告がなされている．創傷に適切な衛生管理を適用し，バイオフィルムに対処することを一般の実践に組み込む必要があると提言されている．その方法として示されたのがWound hygieneというコンセプトであり，Wound hygiene の基本原理はバイオフィルム，壊死組織や異物などの不要な物質を創傷から取り除き，残存するバイオフィルムに対処し，その再形成を防ぐことによって治癒を促進することである．Wound hygiene を行うことで感染や慢性炎症の発生率の低下，治癒早期化，治癒率向上が期待されている．感染創・バイオフィルムに対する外用薬・創傷被覆材の選択はこのコンセプトに基づいた上で，創傷の大きさ，深さ，滲出液の量，壊死組織，肉芽増生の状態などを総合的に評価してから行う必要がある．

はじめに

感染創とは病原菌が創内で増殖し組織炎症反応を起こした状態であるが，急性期には腫脹，発赤，熱感，疼痛などの典型症状があり，診断は比較的容易である．しかし，慢性創傷の場合には症状が乏しいこともあり，診断が難しいことも多い．近年，慢性創傷ではバイオフィルムがその大きな原因になっているとの報告がなされている[1]．バイオフィルムとは創表面に付着した浮遊細菌がムコ多糖と呼ばれる粘性の物質を産生し，コロニーと呼ばれる細菌とムコ多糖類の複合体を形成したものである（図1）．持続的な不顕性創傷感染を引き起こすが，宿主の免疫反応の影響を受けず，抗菌薬や消毒剤に耐性を持つ．2019年初頭に開催された専門家国際諮問委員会[1]で，ほとんどの難治性創傷にはバイオフィルムが関連しており，これが治癒を遅延させたり妨げたりしているため，創傷に適切な衛生管理を適用し，バイオフィルムに対処することを一般の実践に組み込む必要があると提言されている．その方法として示されたのがwound hygiene というコンセプトで，これらは①Cleanse，②Debride，③Refashion，④Dress の4ステップからなる．Wound hygiene の基本原理はバイオフィルム，壊死組織や異物などの不要な物質を創傷から取り除き，残存するバイオフィルムに対処し，その再形成を防ぐことによって治癒を促進することである．この衛生管理は繰り返し行うことが重要で，創傷の評価や被覆材交換のたびに行う必要がある．①洗浄（Cleanse）ではガーゼ，クレンジングパッド，界面活性剤や創洗浄液などを使用する．②デブリードマン（Debride）ではメスや鋭匙，水圧式デブリードマン装置，超音

*1 Masataka MIZOKAMI，〒321-0293　栃木県下都賀郡壬生町北小林880　獨協医科大学形成外科
*2 Hirotaka ASATO，同，教授

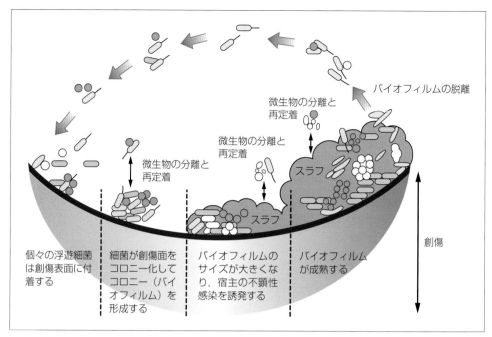

図 1. バイオフィルムの形成と成熟

（文献 2 より改変引用）

波式デブリードマン装置などを用いる．残っている組織の残骸を取り除くため，デブリードマン後，創底を再度洗浄することが必要である．③創縁の新鮮化（Refashion）でも②で示した材料を用いる．④創傷の被覆（Dress）ではバイオフィルムの再形成を防ぐことができる外用薬や被覆材を使用する．Wound hygiene を行うことで感染や慢性炎症の発生率の低下，治癒早期化，治癒率向上が期待されている．そのため，創傷治療介入の初期に wound hygiene を行い，被覆材交換のたびに実施するべきだと考えられている．

感染創に対する外用薬について

創面の感染に対しては，強い抗菌作用を有するヨウ素を含むカデキゾマー・ヨウ素（カデックス®），精製白糖・ポビドンヨード軟膏（ユーパスタ® コーワなど），ポビドンヨードゲル（イソジン® ゲル）やスルファジアジン銀含有クリーム（ゲーベン® クリーム）が用いられる．二次感染予防としてエキザルベ® が用いられる．外用薬の中で軟膏（およびクリーム）では薬効のもととなる主剤のみではなく，基剤も重要となる．代表的な軟膏として

は油脂性基剤，乳剤性基剤，水溶性基剤などがあり，それぞれの特徴について述べる．油脂性基剤は動植物性油脂や鉱物性油脂である流動パラフィンやワセリンを基剤としたものである．皮膚に対する保護，乾燥防止，柔軟作用，冷却，消炎作用があり，基剤のみでも潰瘍面に対する肉芽形成促進作用や表皮形成促進作用がある．乳剤性基剤は水溶液と油脂性成分の混合物に乳化剤を加えて乳剤としたもので，水中油型と油中水型に分類される．いずれにしても配合された薬剤を経皮浸透させる力が強い．ただし，経皮浸透力が強いために，分泌液の多い創面に使用すると分泌物を逆浸透させて症状が悪化することがあるために注意を要する．水溶性基剤は完全に水に溶ける基剤で，マクロゴールが代表的なものである．強い吸水性があり，滲出液を吸収する力が強い．ただし，吸水性が強いために創面の乾燥には注意が必要である．水で容易に洗い流すことができる．軟膏（およびクリーム）以外では粉末剤，液剤，吸水性ポリマーなどの製剤もある．散剤は粉末状のもので，乾燥した創面には付着しないために適さない．

1．ポビドンヨードゲル(イソジン®ゲル)

ヨウ素の強い抗菌作用により感染制御作用を発揮する．メチシリン耐性黄色ブドウ球菌(以下，MRSA)を含む細菌のみならず，ウイルスに対しても強い殺菌(あるいは不活化)作用を有する．基剤はマクロゴールである．大量に使用すると一過性に甲状腺機能低下を起こし得る．ヨウ素過敏症では禁忌である．

2．カデキゾマー・ヨウ素(カデックス®)

放出されるヨウ素による強い抗菌力を持ち，ポリマー粒子による滲出液の吸収，壊死組織や細菌の除去作用を持つ．そのため，乾燥した創部には適さない．散剤の方が吸水性は高いが，マクロゴール基剤の軟膏の方が使用しやすい．緩徐にヨウ素が放出されるため，長時間抗菌効果が得られ，バイオフィルム形成の予防効果があるとの報告もある[3]．洗浄時に，古いポリマー粒子をよく洗い流す必要がある．潰瘍面からのヨード吸収と殺菌作用による創傷治癒阻害の可能性を考慮し広範囲の使用はあまり推奨しない．ヨウ素過敏症では禁忌である．

3．精製白糖・ポビドンヨード軟膏

ヨウ素による抗菌作用により感染制御効果を発揮する．ヨウ素濃度が低いために創傷治癒を阻害せず，殺菌効果が発揮されると考えられている．また，白糖は高浸透圧環境をもたらしフィブリン形成を抑制することで，細菌のバイオフィルム形成の予防効果があるとの報告がある[4]．白糖の吸水作用により創面の浮腫を軽減するとともに，線維芽細胞のコラーゲン合成を促進して良好な肉芽形成効果を発揮する．その半面，滲出液が乏しい場合には創面が乾燥してかえって創傷治癒が遅延することがある．十分攪拌してから使用する．ヨウ素過敏症では禁忌である．

4．スルファジアジン銀含有クリーム(ゲーベン®クリーム)

含有するサルファ剤と銀が細菌や真菌に対して幅広い抗菌力を発揮する．MRSAを含めた黄色ブドウ球菌のバイオフィルム形成の予防効果がある

との報告がある[5]．水分量の多い乳剤性基剤が使用されているため，補水作用が強く，乾燥した硬い壊死組織などに使用すると，組織を軟化させて自己融解を促進する．滲出液の多い創部は創面の浮腫をきたす恐れがあり，適さない．ポビドンヨードで消毒した後に使用すると，銀イオンはヨウ化銀となり抗菌力が減退するので注意が必要である．他剤との併用，特に外皮用酵素製剤との併用は避ける．サルファ剤に過敏のある症例，新生児や低出生体重児は高ビリルビン血症を起こし得るため禁忌である．軽症熱傷は疼痛を起こすため禁忌である．広範囲熱傷では，血清浸透圧の上昇に注意が必要である．

5．混合死菌浮遊液とヒドロコルチゾンの混合軟膏(エキザルベ®)

混合死菌浮遊液は，血球遊走能を高め，局所感染防御作用を有する．また，混合死菌浮遊液は肉芽形成促進作用により創傷治癒を促進する．一方，ヒドロコルチゾンは血管透過性亢進抑制，浮腫抑制などの抗炎症作用を有する．この2剤の作用によって二次感染が抑制され，創傷の二次感染に有効であると考えられる．ただし，長期間使用するとステロイドの作用で感染の悪化や創傷治癒遅延などの副作用が出ることがあるために注意を要する．

バイオフィルムに対する
外用薬(被覆剤含む)について

バイオフィルムの管理においては，「除去」と「再形成予防」の2つの観点が特に重要である．バイオフィルムの除去作用がある比較的新しい抗菌性の外用剤としてポリヘキサメチレンビグアナイド含有外用薬(プロントザン®)がある．

バイオフィルム除去後の再形成を予防するために抗菌性の外用剤を使用するか，抗菌作用を有した創傷被覆材を選択することになる．バイオフィルム再形成予防ための抗菌性の外用剤としては，カデキゾマー・ヨウ素(カデックス®)，精製白糖・ポビドンヨード軟膏(ユーパスタ®コーワなど)，

スルファジアジン銀含有クリーム（ゲーベン®クリーム）を用いる．一方，創傷被覆材としては，抗菌成分として銀が含有された製品として，ポリウレタンフォームドレッシングのほか，ハイドロファイバードレッシングなどがある．そのほか，近年ではよりバイオフィルムの管理に着目した創傷被覆材であるソーバクト®がある．

1．ポリヘキサメチレンビグアナイド含有外用薬（プロントザン®）

2018年11月に販売が開始された抗菌性創傷被覆保護材である．洗浄用ソリューションと塗布用ゲルがあり，いずれも抗菌薬であるポリヘキサニドと，界面活性剤であるベタインを含有している．ポリヘキサニドはMRSA，緑膿菌，バンコマイシン耐性腸球菌（以下，VRE）を含む広い抗菌スペクトラムを有し，組織毒性が低いという特徴がある．ベタインはバイオフィルムに対して浸透，阻害，洗浄，除去作用を有する低刺激性の界面活性剤である．侵襲性が低く，手術療法が困難な患者にも使用しやすい．生理食塩水による洗浄と比較し創傷感染の抑制や疼痛の軽減，創傷治癒期間の短縮などが確認されている[6]．特にバイオフィルムの除去に優れるとされており，局所の感染に伴う炎症の改善と同時に，壊死組織の除去にも効果が期待されている[7]．創の洗浄から外用処置までを一連に行うことができる．ただし，ゲル状であるために他の二次ドレッシングは必要である．本邦ではまだ報告が多くなく，適応症例や使用期間，ドレッシング材など今後検討が必要と考えるが，有効性，安全性の面からも新たなwound bed preparationのツールとして注目される．

2．銀含有ドレッシング材

銀の抗菌性はイオン状態（Ag^+）となることで発揮され，MRSA，VREなどを含む細菌，真菌，ウイルスなどに広い抗菌スペクトルを持ち耐性菌の発生は稀であることが特徴である．熱傷，静脈性下腿潰瘍，褥瘡，糖尿病性潰瘍において，既存治療に比較して早期の創傷治癒効果が見られたとの報告があり，また外科的デブリードマン後創傷，

静脈性下腿潰瘍，褥瘡において細菌数・感染徴候に関して有意な効果が見られたとの報告がある．本邦で発売されているものは海外で発売されているものに比較して銀含有量の少ない製品が多く，すべてがこのまま適応となるものではないが参考となる内容である．安全性については，血中へAgイオンが吸収され，血中，尿中のAg濃度の上昇と肝機能障害が出現した報告が日本未発売の製剤にて見られる．国内販売中の銀含有ドレッシング材の有害事象としては，両下肢を主体としたⅢ度熱傷の症例に対して使用し，貧血が進行したとされるアクアセル®Agの報告がある．また，Ag製剤特有の局所への黒色色素沈着の可能性はあるので注意を要する．

国内で市販されている銀含有ドレッシング材は，銀含有ハイドロファイバー®，銀含有ハイドロファイバー®フォーム，アルギン酸銀，銀含有ハイドロコロイド，銀含有ポリウレタンフォーム／ソフトシリコンがある．ドレッシング材にスルファジアジン銀や硫酸銀が含有されているものや，ドレッシング材の繊維に銀が結合しているものなど様々な形態で銀が含まれている．ただし，銀含有ポリウレタンフォーム／ソフトシリコンはソフトシリコン粘着剤の付着面からの銀イオンの放出が減弱して，抗菌作用も減弱するとの報告もあり注意を要する．銀合有ハイドロファイバーとアルギン酸銀はともに肉芽形成が十分で創の縮小を図る場合に勧められている．また，感染・炎症を伴う創傷，臨界的定着で肉芽形成期の創傷治癒遅延が疑われる場合には使用してもよいとされている．さらにアルギン酸塩銀は肉芽形成を促進させる場合にも用いてよいとされている．銀含有ハイドロコロイドはハイドロコロイドの性質上，浅い創傷や滲出液の少ない創傷で感染・炎症を伴うものや臨界的定着で創傷治癒遅延を認めるものが適応となると考えられるが，滲出液が多くなると不適と考えられる．一方，銀含有ハイドロファイバー®フォームや銀合有ポリウレタンフォーム／ソフトシリコンは吸水力が高いために感染や臨界

的定着を伴い，滲出液の多い創傷が適応と考えられる．

A. 銀含有ハイドロファイバー®

銀含有ハイドロファイバー®は細菌などを含む滲出液を内部に閉じ込め，創部への逆戻りを抑える．これはハイドロファイバー®が自重の約30倍の吸収力があり，水分保持力を持つため，治癒に最適な湿潤環境を長期間維持し，肉芽形成を促進するためである[8]．また，吸収した滲出液の横方向への広がりを抑え，創周囲の健常皮膚の浸軟を防止する[8]．この状態で銀イオンが放出されるので，滲出液に含まれた細菌を迅速かつ効率的に抗菌することができる[9]．

アクアセル® Agエクストラは銀含有ハイドロファイバー®の代表的な製品であるアクアセル® Agがもつ抗菌効果の利点をそのままに，「吸収力」と「強度」が向上している．多量の滲出液を伴う創傷で，感染リスクを低減したい時，また死腔を伴う創傷に充填したい時に，適した特徴を備えた銀含有創傷被覆材である．

アクアセル® Agアドバンテージは2つの添加剤であるBTC（塩化ベンゼトニウム/界面活性剤）とEDTA（金属キレート剤）の作用により，銀イオンによる抗菌性能が向上している．滲出液，細菌などをドレッシング内にトラップし，ドレッシング交換のたびに創面の清浄化を促進する．アクアセル® Agと比較し吸収力と強度が向上している．ゲルが破断しにくく剥がしやすい，創傷に密着，湿潤環境を形成し自然治癒力を促進するなどの特徴がある．抗菌剤として銀イオンが含有されているだけでなく，バイオフィルムを除去するための界面活性剤と銀イオンの作用を高めるためのキレート剤が付加されており，バイオフィルムの再形成を強く阻害するとされている．

B. 銀含有ポリウレタンフォーム

ポリウレタンフォームは自重の約10倍の滲出液を吸収し，適切な湿潤環境を維持して肉芽や上皮の形成を促進する．ドレッシング材の溶解や剥落による創部の残渣がない．また，創部接触面は非固着性ポリウレタンネットのため，創面からずれても形成された上皮の剥離を起こしにくい[8]．銀含有製材は親水性のポリウレタンフォームに含まれる銀が抗菌効果を発揮することにより，滲出液を伴う感染を引き起こす可能性が高い創に使用できる．

銀含有ポリウレタンフォームの製品であるハイドロサイト® ジェントル銀はポリウレタンフォーム効果とスルファジアジン銀の2つの効果がある．吸収層にスルファジアジン銀を含有し，抗菌効果を発揮する．創部接触面のシリコーンゲルはドレッシング交換時の剥離刺激による疼痛を軽減する．貼付が簡便であるため，ドレッシング交換時間の短縮に寄与する．

3. ソーバクト®

2019年前後に本邦で発売された緑色をした疎水性セルロースアセテート織布からなる深部体腔創傷被覆・保護材である．本品は滲出液中の黄色ブドウ球菌（MRSAを含む），レンサ球菌，大腸菌，緑膿菌およびカンジダアルビカンスなどの微生物を「疎水性相互作用」により結合することで，微生物負荷の低減をする．MRSAと緑膿菌においてはバイオフィルムも結合を認めたとの報告がある[10]．本品はDACC（塩化ジアルキルカルバモイル）という疎水性化合物によってコーティングされており，疎水性質を持つ分子が水中に存在する時，水から弾かれる形で結合し集合体を形成する「疎水性相互作用」を利用して，細胞膜が疎水性質を有する細菌および真菌を物理的・不可逆的に結合し固定する．本品に固定されたこれらの微生物やその死骸は，ドレッシング交換によって創傷から除去されるため，創傷部位の微生物負荷の低減が期待される．

ソーバクト® コンプレスをはじめ，滲出液が比較的少ない創に使用しやすいソーバクト® ジェルドレッシングやフォームドレッシングなど，様々な創傷に適した製品がある．抗菌薬適正使用支援により，抗菌薬の使用は制限されたが，同時に銀，ヨウ素，ポリヘキサニドなど抗菌効果のある特定

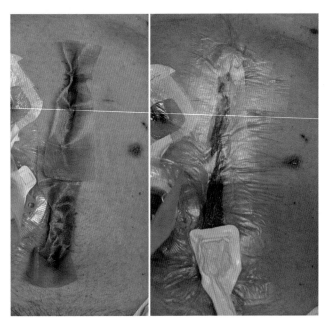

図 2.
NPWTのコンタクトレイヤーとしてソーバクト®
コンプレスを使用した腹部難治性潰瘍の症例

の要素を使用した創傷被覆材の臨床的な使用は増加している[11]. 一方, ソーバクト® は物理的に細菌を吸着することで感染をコントロールする革新的な創傷被覆材である. これまでに手術部位感染創などの急性創傷, 糖尿病性足潰瘍, 静脈うっ滞性潰瘍, 褥瘡をはじめとする多くの慢性創傷において細菌数の減少, 創傷治癒促進の報告がなされている[11]. ソーバクト® は独自の物理的な細菌吸着力により細菌数を減らし, 抗菌効果を発揮する. 結果的にバイオフィルムの形成を阻害することに寄与する. 植皮前のwound bed preparation, 植皮術やNPWTのコンタクトレイヤー(図2), 瘻孔への充填など様々な感染創や臨界的定着の創に対して効果的であり, 抗菌薬適正使用支援の概念に基づいた創傷被覆材と言える.

バイオフィルム検出ツール(CCSteps®)について

2019年2月にウンドブロッティングの技術[12]を発展させた「バイオフィルム検出ツール」(CCSteps®;以下, 検出ツール)が製品化された. 検出ツールはメンブレンシート, 染色液, 前処理液, 脱色液で構成され, バイオフィルムに特異的な糖蛋白をニトロセルロースメンブレン上で染色・可視化し, バイオフィルムの有無をベッドサイドで迅速・簡便に判定可能なツールである. 創を洗浄し, 生理食塩水で湿らせた滅菌のメンブレンシートと呼ばれる極性のある濾紙を10秒間創面にあて, 前処理液(30秒), 糖蛋白(酸性ムコ多糖)に特異的に反応するアルシアンブルー染色液(30秒), 脱色液(1分)の順に反応させることで, ベッドサイドでバイオフィルムを可視化することができる(図3).

検出ツールの開発過程において観察された事象として, ① 創部の肉眼所見にかかわらずバイオフィルムが存在すること, ② バイオフィルムが存在すると創面のスラフ形成リスクが高くなること, ③ 創面のバイオフィルムを徹底的に除去すると創傷治癒が促進されること, の3点が報告されている[13]. したがって, 実際の臨床現場における検出ツールの有用性は, 治療の前後で検出ツールを使用し染色強度を比較することで, バイオフィルムの減少度合, すなわち治療の有効性を評価できる点である.

局所の細菌感染の評価は創部培養では長時間を要し, 塗抹グラム染色は速やかに評価ができるが染色液や顕微鏡などの準備が必要で臨床現場では用いにくい. 本品は全行程5分程度の短時間かつベッドサイドで結果が判明するため, 速やかに治

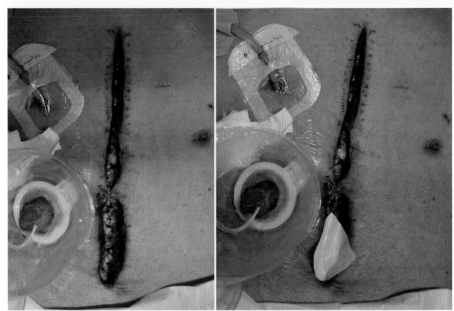

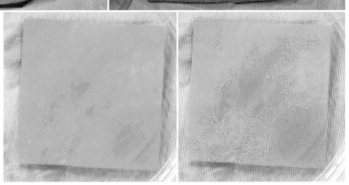

a	b
c	d

図 3.
検出ツールによるバイオフィルム陽性所見を
認めた腹部難治性潰瘍の症例
検出ツールを創部尾側に貼付し，創部からの
シートが濃淡のある染色結果となり濃い部分
をバイオフィルム陽性と判定した．
右側シートは濃い部分と判定した境界を黄色
点線で示している．

療方針を判断する上で有用なツールと考える．検出ツールの問題点としては，保険適用がないことと，陽性・陰性の判定に迷うことがあることである．陽性と判定するにはシートが青染されることであるが，シート全体が均一に染色される時は判定に迷う．シートの染色濃淡が強い場合は青染の濃い部分が陽性であると判断し，治療方針を決定している．検出ツールはバイオフィルムの除去効果判定に有用であると考えられ，短期的なデブリードマンや持続洗浄の効果判定，中・長期的な保存的治療やケアの効果判定およびアセスメントに有用であると考える．

まとめ

感染創，バイオフィルムに対して外用薬・創傷被覆材を用いる場合には，wound hygiene のコンセプトに基づき，その創傷の状態を総合的に評価

して使用する必要がある．また，実際の創傷治療においては，短期的なデブリードマンや持続洗浄を併用して行うことがあるが，適切な創傷の評価のためにバイオフィルム除去効果判定が可能な検出ツールは有用な手段である．

図 2，3 は「難治性潰瘍治療におけるバイオフィルム検出ツール（CCSteps®）と深部体腔創傷被覆・保護材（Sorbact®）の有用性─NPWTci での治療方針の判断が適切に行えた 1 例─」（溝上真隆：日本創傷外科学会誌，13(2)：104-108，2022.）と同一症例で，図の転載の許諾を得た上で提示した．

謝 辞

本稿の執筆に際し，ご校閲，ご指導をいただいた新田原聖母病院形成外科 安田 浩理事長に深謝いたします．

文　献

1) Murphy, C., et al.：Defying hard-to-heal wounds with an early antibiofilm intervention strategy：wound hygiene. J Wound Care. **29**：S1-S26, 2020.

2) Percival, S. L.：Importance of biofilm formation in surgical infection. Br J Surg. **104**：e85-e94, 2017.

3) O'Meara, S., et al.：Antibiotics and antiseptics for venous leg ulcers. Cochrane Database Syst Rev. **1**：CD003557, 2014.

4) 山崎　修ほか：黄色ブドウ球菌のバイオフィルムに対する白糖・ポビドンヨード配合軟膏(ユーパスタ®)の効果. Ther Res. **23**：1619-1622, 2002.

5) 秋山尚範ほか：バイオフィルム(biofilm). 臨皮. **53**：59-63, 1999.

6) Bellingeri, A., et al.：Effect of a wound cleansing solution on wound bed preparation and inflammation in chronic wounds：a single-blind RCT. J Wound Care. **25**(3)：162-166, 2016.

7) Romanelli, M., et al.：Evaluation of the efficacy and tolerability of a solution containing propyl betaine and polihexanide for wound irrigation. Skin Pharmacol Physiol. **23**(Suppl)：41-44, 2010.

8) 美濃良夫：ドレッシング材の使い方. Visual Dermatol. **2**：546-554, 2003.

9) Jones, S. A., et al.：Controlling wound bioburden with a novel silver-containing Hydrofiber® dressing. Wound Repair Regen. **12**：288-294, 2004.

10) Cooper, R., et al.：Binding of two bacterial biofilms to dialkylcarbamoylchloride(DACC)-coated dressings in vitro. J Wound Care. **25**：76, 78-82, 2016.

11) Rippon, M. G., et al.：Antimicrobial stewardship strategies in wound care：evidence to support the use of dialkylcarbamoylchloride(DACC)-coated wound dressings. J Wound Care. **30**：284-296, 2021.

12) Minematsu, T., et al.：Wound blotting：a convenient biochemical assessment tool for protein components in exudate of chronic wounds. Wound Repair Regen. **21**：329-334, 2013.

13) Nakagami, G., et al.：Biofilm detection by wound blotting can predict slough development in pressure ulcers. Wound Repair Regen. **25**：131-138, 2017.

PEPARS No.206：9-15, 2024

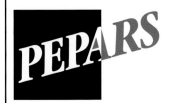

◆特集／形成外科的くすりの上手な使い方

皮膚軟部組織感染症の抗菌薬選択と そのエビデンス

角田佳奈子[*1]　佐々木花奈[*2]　川口　玄[*3]
森田大貴[*4]　備前　篤[*5]

Key Words：手術部位感染(surgical site infection；SSI)，予防的抗菌薬投与(antimicrobial prophylaxis)，熱傷初期対応 (initial treatment of burns)，動物咬傷(animal bites)，壊死性軟部組織感染症(necrotizing soft tissue infections；NSTI)

Abstract　　形成外科においてよく目にする感染症には，SSI(手術部位感染)，熱傷，動物咬傷，軟部組織感染(蜂窩織炎，皮下膿瘍など)などがある．基礎疾患として糖尿病，腎不全などがあり易感染宿主が多いのも特徴である．

近年，頻度の高い微生物として MRSA, pseudomonas, enterobacter, ESBL 産生菌, acinetobacter など，耐性傾向の強い微生物が関与することが多いのも特徴であり，耐性菌を出現・拡散させないためにも抗菌薬の適正使用が常に求められる．

形成外科領域の特性を踏まえ，このような感染症に対しそれぞれにおける起因菌と抗菌薬の選択を検討する．

一般形成外科手術後の手術部位感染(SSI)に 対する予防的抗菌薬

1．はじめに

手術部位感染(SSI；surgical site infection)とは「手術操作を直接加えた部位に発生する感染症」であり，サーベイランス上の定義は術後 30 日以内(インプラントがある場合には術後 1 年以内)に発生したものと定義される．また深達度によって，切開部の皮膚，皮下組織に限定される皮膚表層 SSI(superficial incisional SSI)，筋膜・筋層などに達する切開部深層 SSI(deep incisional SSI)，さらに深部に達する臓器/体腔の SSI(organ/space SSI)の 3 種類に分類される(図 1)．

各深達度別に判定基準は定められているが，以下が認められた場合 SSI と診断される．

① 膿性浸出液・排膿，ドレーンからの膿性排液がある

② 無菌的に得られた採取した液体または組織培養で病原体が分離される

③ 疼痛・圧痛・腫脹・発赤や発熱などの臨床症状があり，離解・切開部の培養が陽性(または未検)である

④ 膿瘍などが直接的な検査・組織病理学的・放射線学的検査により発見された場合

⑤ 手術医または主治医により診断された場合

CDC(米国疾病管理予防センター)は，1999 年に発表した「手術部位感染予防のためのガイドライン」を 18 年ぶりに改訂し，2017 年に改訂版を報告した[1]．ガイドライン改訂の背景は SSI の経済的損失が飛躍的に増大しつつあることにある．このため SSI の予防は医療費の削減や致死率の低下に

*1 Kanako KAKUTA, 〒192-0032　八王子市石川町 1838　東海大学医学部付属八王子病院外科学系形成外科，助教
*2 Hana SASAKI, 同，臨床助手
*3 Gen KAWAGUCHI, 同，助教
*4 Daiki MORITA, 同，助教
*5 Atsushi BIZEN, 同，助教

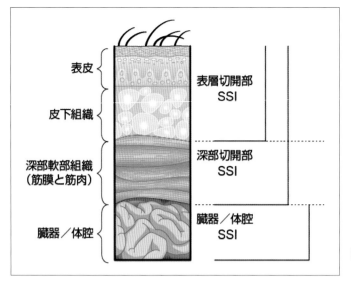

図 1.

重要であり，必要かつ効果的な予防的抗菌薬の投与を CDC 2017 では強く推奨している.

2．SSI の原因

CDC は手術創の汚染度を以下のように分類している.

① **Class Ⅰ**：「清潔手術(clean)」炎症・感染のない手術創，無菌操作の破綻がないもの

② **Class Ⅱ**：「準清潔手術(clean-contaminated)」菌の生息部位を切開・開放し，術中汚染される危険のあるもの，管理された呼吸器・消化器・生殖器・尿路に対する手術など

③ **Class Ⅲ**：「不潔手術(contaminated)」新鮮開放創，無菌的操作を損なう手術(開胸心マッサージなど)・腸管内容物が流出する手術など

④ **Class Ⅳ**：「感染手術(dirty-infected」感染が臨床的に認められるか，壊死組織が残っている，臓器穿孔がある場合など

SSI の原因は基本的に術中の術野の細菌汚染であるので，無菌操作が徹底された Class Ⅰ の手術であれば基本的には予防的抗生剤投与は不要である．しかし患者に糖尿病や免疫不全，栄養不良などのリスクファクターがある場合は SSI を生じる可能性があるため，原因となり得る細菌に有効なスペクトルを持つ抗菌薬を使用する必要がある.

3．SSI の原因菌

形成外科領域においては，基本的に深達度が表層から深部，かつ術中の創汚染が顕著でない Class Ⅰ や Class Ⅱ の手術が多い．よって SSI の主な原因菌は皮膚の常在菌である黄色ブドウ球菌と連鎖球菌であり，これらが術創に残存することで発症する．したがって抗菌薬の選択はこれらをターゲットとし国際的にも広く第 1 選択薬として用いられている第 1 世代セファロスポリン系抗菌薬のセファゾリン(CEZ)を基本とする.

感染が明らかな創や，切開排膿を行うなど術中に術野が汚染されることが予測される Class Ⅱ，Ⅲの不潔手術の場合は，SSI の原因となり得る細菌に有効なスペクトルを持つ抗菌薬を必要に応じて選択する.

4．予防的抗菌薬

予防的抗菌薬投与(antimicrobial prophylaxis；AMP)の目的は，術中の細菌汚染のレベルを患者自身の免疫防御機構でコントロール可能なレベルに制御することであり，術創部の無菌化ではない.

Classen ら[2]は AMP に関する大規模な臨床評価を行い，SSI の発生率の関係を検討した．抗菌薬を執刀後に投与した群では SSI の発生率が 14% であったのに対し，執刀前 1 時間以内に投与を行った症例では 0.5% と有意に発生が抑制されたという結果を報告している．この報告では，執刀前 1 時間以内の投与により皮膚切開時に十分な殺菌作用を示す血中濃度・組織中濃度が確立され，その

治療域濃度は閉創後2〜3時間まで維持するべきとしている[3]. 手術時間が3〜4時間以上に及ぶとSSIの発生が有意に上昇することが明らかにされている[4]ため, その場合には術中の追加再投与が必要である.

熱傷初期の予防的抗菌薬

1. はじめに

熱傷は日常診療でよく遭遇する皮膚外傷の1つである. 受傷範囲が狭ければ外来での局所治療のみで治癒するが, 熱傷深度が深く広範囲であるような中等症から重症例では入院の上, 全身管理を必要とし, 熱傷局所に対しても外科的治療が必要となる症例が多い. 重症熱傷患者において敗血症は死亡原因の大部分を占める. 受傷面積が20〜30％TBSA以上になると細胞性免疫が抑制されるためcompromised-hostとなり, 広範囲の熱傷創自体が敗血症の感染源となり得るため, 適切に初期治療を開始することが重要である.

現在本邦では, 日本皮膚科学会の熱傷診療ガイドライン(改訂第2版:2017年)[5]と, 日本熱傷学会の熱傷診療ガイドライン(改訂第3版:2021年)[6]が公開されている. 日本皮膚科学会のガイドラインは熱傷の重症度判定, 初期治療を目的とし, 日本熱傷学会のガイドラインは4週程度の入院治療を必要とする熱傷を対象としている.

2. 原因菌

熱による損傷が皮膚に起こると, 外界の多種多様な微生物に曝露され損傷部より菌の侵入が起こる. 感染の原因となる病原微生物は, 受傷者自身の皮膚の常在菌であることが多いが, 受傷現場から病院までの汚染物質, 病院の施設内の器具や浮遊物, 受傷者自身の糞便や鼻腔内常在菌なども原因菌に挙げられる. また毒素産生能を持つ *Clostridium perfringens* や, *Staphylococcus aureus*, Group A streptococcus などの感染では, 熱傷面積が小さくても劇症型の敗血症を発症し, 致命的になることがある[6].

3. 熱傷初期の予防的抗菌薬

熱傷初期の患者に対し, あらかじめ決められた抗菌薬の予防的全身投与には否定的な報告が多く, 有効性を示す十分な根拠がない. ランダム化比較試験で検討した研究では熱傷初期に画一的な抗菌薬の全身投与を行っても, 予後の改善や感染症の発症率の低下は見られず, さらには菌交代現象の誘因となるとしている[7]. 早期の急性熱傷や重症熱傷があるからといって重症感染症であるとは限らず, 国際熱傷学会(ISBI)においても, 急性熱傷患者の早期段階での予防的抗菌薬の使用が有益であるという強力なエビデンスは現在のところなく, 逆に薬剤耐性株の出現, 下痢, *Clostridium difficile* 感染, アレルギー反応, 肝・腎・骨髄毒性を引き起こす可能性があるため, 急性熱傷の早期段階での抗菌薬の予防的使用は推奨されないと提言している[8].

一方, 感染リスクの高い患者や植皮術後などの周術期, 小児熱傷患者に対しては予防的投与の有効性を示す報告もある. 小児では成人と比較してトキシックショック症候群(TSS)の発症率が高いとされておりしばしば致死的となるため, Rashidらは TSS 発症予防に A 群β溶血性ブドウ球菌に感受性のある抗菌薬の予防投与を勧めている[9].

以上より, どのような患者に抗菌薬の予防投与を考慮すべきか, 投与する抗菌薬についても様々な意見があるが, 日本皮膚科学会ガイドライン「創傷・褥瘡・熱傷ガイドライン6:熱傷診療ガイドライン」では, 「画一的な抗菌薬の予防的全身投与は, 有効性を示す十分な根拠がないため, 現時点では明確な推奨ができない」とする一方, ① 汚染創を有する患者, ② 糖尿病などを有する易感染宿主状態の患者, ③ 小児例, ④ 周術期などでは, 創培養から分離された菌や, 感染が想定される菌にターゲットを絞った抗菌薬の予防投与を考慮するとしている[5].

動物咬傷に対する予防的抗菌薬

1．はじめに

動物咬傷は犬，猫，人など動物に咬まれた傷で，形成外科では日常診療において遭遇することが多い．通常の創傷とは異なり，創感染の恐れがあるため一次閉創・二次治癒の選択と抗生剤による感染予防が重要となる．それぞれの動物咬傷に対する初期治療と原因菌および抗菌薬使用について述べる．

2．犬・猫咬傷

本邦における動物咬傷の原因となった動物は犬が最多を占め，次いで猫が多い．両者で加害動物種の8〜9割を占めている．猫咬傷は犬咬傷に比較して創感染のリスクが高いとされている[10)11)]．その理由としては，猫の歯は犬に比べて細く鋭いため，咬傷により生じた創が深くまで達し菌が創内にたまることで感染するという解剖学的理由や，一見軽傷に見えるため受診が遅れ，重症化してから初診となることなどが指摘されている[12)]．

A．初期治療

動物外傷の患者が受診した場合は創の深達度，損傷部位の確認，異物の有無，感染の有無などについて所見をとる．咬傷を縫合するかどうかは議論が分かれるところであるが，基本的には二次治癒とし，① 感染がない，② 受傷後12時間以内（顔面では24時間以内），③ 手足以外の場合に一次縫合を考慮してもよいとしている[13)]．

B．原因菌

動物咬傷では皮膚の常在菌（ブドウ球菌，連鎖球菌）に加え犬猫の口腔内常在菌（嫌気性菌含む）が問題となる．特に問題となる菌は① *Pasteurella multocida*（パスツレラ・ムルトシダ），② *Capnocytophaga canimorsus*（カプノサイトファーガ・カニモルサス）である．

C．予防的抗菌薬

① *Pasteurella multocida*（パスツレラ・ムルトシダ）

猫の70〜90％，犬の20〜50％が保有しており，犬猫咬傷から高頻度に分離される[14)]．受傷後24時間以内で激しい炎症が進行し，蜂窩織炎が24〜48時間以内に出現する[15)]．

Pasteurella multocida の治療はアモキシシリン/クラブラン酸（AMPC/CVA）である．AMPC/CVA の投与の推奨量は 875 mg/125 mg を1日2回とされているが，本邦で承認されているオーグメンチン®だと1錠あたり 250 mg/125 mg の製品となる．単純にオーグメンチン®の量を増やすとCVA の量が増えることで下痢を起こしやすくなるため，AMPC のサワシリン®（LTL ファーマ社，日本）を追加しオーグメンチン®（250 mg/125 mg）1錠とサワシリン®（250 mg）1錠で AMPC/CVA を 500 mg/125 mg とし1日3回使用することが多い．ペニシリンアレルギーのある場合は *Pasteurella multocida* に対して活性を持つ薬剤＋嫌気性菌に効果を持つ薬剤，例としてはレボフロキサシン＋クリンダマイシンの組み合わせを用いる．点滴ならアンピシリン/スルバクタム（ABPC/SBT）が推奨されている[16)]．

第1世代セフェム，マクロライドは *Pasteurella multocida* に効果がないので用いない．

② *Capnocytophaga canimorsus*（カプノサイトファーガ・カニモルサス）

好気性もしくは通性嫌気性のグラム陰性桿菌で，国内の犬74％，猫57％が保菌し犬猫咬傷から高頻度に分離される．潜伏期間は1〜14日で，受傷から1〜5日後に症状が現れる場合が多い．重症化例では敗血症や播種性血管内凝固症候群（DIC），臓器不全を起こし，致死率は約30％にもなる[17)18)]．

治療は予防投与・軽傷例では AMPC/CVA，重症例ではタゾバクタム/ピペラシリン（TAZ/PIPC）が用いられる[17)]．

3．人咬傷

犬，猫に続いて多いのが人による咬傷である．人咬傷は小児や障害施設の入所者などにより四肢や頭部，耳介などを噛みつかれたりする true bite と，喧嘩の時に握りこぶしの手背 MP 関節が他人の歯にあたって受傷する knuckle-tooth injury がある．後者の場合には関節内まで創部が及ぶ可能

性が高く，口腔内の細菌が深部に押し込まれ密封されるため重症化しやすい．

A．原因菌

人咬傷による創部感染の原因菌は口腔常在菌である *Staphylococcus aureus* と Streptococcus species，嫌気性菌である *Eikenella corrodens* が含まれている．

B．予防的抗菌薬

予防的抗菌薬として第1選択は上記をカバーするセフェム系やペニシリン系の抗菌薬内服，またはアンピシリン/スルバクタム（ABPC/SBT）を6時間ごとに経静脈投与する．ペニシリンアレルギーのある場合はアモキシシリン/クラブラン酸もしくはトリメトプリム/スルファメトキサゾール＋クリンダマイシンの使用が推奨されている[19]．

加害者が HIV 感染者である，もしくはその疑いがある場合，受傷時に目に見える血液が存在する場合には抗レトロウイルス療法による予防が推奨されている[20]．

4．狂犬病

狂犬病は狂犬病ウイルスによって起こる感染症で，発症後の死亡率はほぼ100％である．日本国内で感染した狂犬病はヒトで1956年，動物では1957年の猫事例を最後に発生例はなく，国内の飼育動物咬傷に対しての狂犬病の対応は不要と思われる．しかしながらヒトの狂犬病輸入症例として1970年に1例，2006年に2例，さらに2020年にフィリピンからの来日者による狂犬病例が報告されている[21]．そのため国外で受傷した動物咬創に関しては，狂犬病感染の可能性も考える必要があるため，海外渡航歴を含めた受傷経緯を確認し流行地域で受傷し帰国した例など強く疑われる場合には狂犬病ワクチン・グロブリンの接種を行う[22]．

壊死性軟部組織感染症に対する予防的抗菌薬

1．はじめに

壊死性軟部組織感染症（NSTI）は稀な疾患であるが，診断と治療の遅れは高い死亡率につながる．代表的なものとして壊死性筋膜炎，ガス壊疽

があり，治療は十分な抗菌薬投与と迅速で広範な外科的デブリードマンである[23]．

2．壊死性筋膜炎の診断

壊死性筋膜炎のごく初期は蜂窩織炎と臨床像が類似する．蜂窩織炎と NSTI を鑑別する特徴的所見としては，局所の水疱・紫斑・表皮壊死・浮腫・他覚所見に不釣り合いな激痛などがある．CT や MRI は病変の広がりを確認するのに有用ではあるが確定診断とはならないため，NSTI を疑ったらためらわずに試験切開を行い，内部の壊死成分の存在を確認する．

また LRINEC score による診断も活用されてはいるが，早期診断には必ずしも正確なツールではないという報告[24)~26)]もあり，その有用性と限界を十分認識し診断に活用すべきである．

3．抗菌薬の選択

致死的となり得る重症の NSTI では，起因菌が確定するまでは想定されるすべての起因菌をターゲットとし，速やかに広域な抗生剤を十分量開始する（empiric therapy）．起因菌の判明後は感受性のある抗生剤へ変更し，十分な量を十分な期間使用する（definitive therapy）．ここでは起因菌判明前の初期治療（empiric therapy）と，起因菌判明後の治療（definitive therapy）に分けて述べる．

A．Empiric therapy

一般に NSTI の経験的治療は，グラム陽性菌，グラム陰性菌，および嫌気性菌すべてに対する活性を含む広域スペクトルの抗生剤を速やかに開始することが救命の基本となる[16]．抗生剤の開始前に，塗抹標本，A 群溶連菌迅速キットに加えて，創部培養，血液培養の採取を忘れてはならない．レジメンは以下である[16)27)]．

● ピペラシリン/タゾバクタム：1回3.375 g を6時間ごとまたは4.5 g を8時間ごと静注
● カルバペネム系抗菌薬
  • イミペネム：1回1 g を6～8時間ごとに静注
  • メロペネム：1回1 g を8時間ごとに静注
  • エルタペネム1回1 g を24時間ごとに点滴静注

上記のピペラシリン/タゾバクタム，カルバペネム系抗菌薬に加えて黄色ブドウ球菌の関与が疑われる場合は以下を追加する．

● バンコマイシンやダプトマイシンなど：1回1g，12時間ごとに静注

血中濃度を測定し投与量・間隔を調整する．

B．Definitive therapy

治療開始前に採取した検体より，グラム染色，培養，感受性の結果が得られたら，その菌種にターゲットを絞った抗生剤へ変更する[16)27)]．

代表的な単一菌とそれぞれの definitive therapy について以下に述べる．

① A群溶血性連鎖球菌(GAS)またはその他のβ溶血性連鎖球菌感染症

溶連菌には，ペニシリンが良好な感受性を示すため治療の主軸となる．また溶連菌が産生する毒素により STSS(streptococcal toxic shock syndrome)を発症することがあるため，毒素の産生を抑えるために蛋白合成阻害薬であるクリンダマイシンの併用を行う．併用療法は臨床的および血行動態的に安定するまで少なくとも48～72時間継続すべきである[28)]．

＜投与例＞

● ペニシリン：1回400万単位，4時間ごとに静注
　クリンダマイシン：1回600～900 mg，8時間ごと静注
　の2剤を併用

② クロストリジウム感染症

● ペニシリンとクリンダマイシンの併用（用量は①と同じ）

③ アエロモナス感染症

アエロモナス属はグラム陰性桿菌・通性嫌気性菌で河川，湖沼などの淡水中および土壌に存在する．このアエロモナス属のうち，アエロモナス・ハイドロフィラ(*Aeromonas hydrophila*) およびアエロモナス・ソブリア(*Aeromonas sobria*)はNSTI の原因菌となることが知られている．

＜投与例＞

● ミノサイクリン：1回100 mg，12時間ごと静注
　シプロフロキサシン：1回400 mg，12時間ごと静注
　の2剤を併用

● ミノサイクリン：1回100 mg，12時間ごとに静注
　セフトリアキソン：1回2g，12時間ごとに静注
　の2剤を併用

④ ビブリオ・バルニフィカス感染症

ビブリオ・バルニフィカス(*Vibrio vulnificus*)はグラム陰性桿菌・通性嫌気性菌で，海水と接触した創傷からの経皮感染により NSTI を起こす．または汚染された魚介類や甲殻類の経口摂取により敗血症を起こすことで有名である．NSTI の診断には，手足の創傷の有無や海水曝露歴の聴取を行うことも重要である．

＜投与例＞

● セフォタキシム：1回2g，8時間ごと，またはセフトリアキソン：1回1g24時間ごとに静注
　ミノサイクリン：1回100 mg，12時間ごとに静注
　の2剤を併用

抗菌薬は，デブリードマンが必要なくなり，患者の血行動態が正常化するまで継続すべきである．この期間は少なくとも2週間とし，個々の患者の状況に合わせて調整する[29)]．

参考文献

1) CDC：Guideline for Prevention of Surgical Site Infection(2017)
Available at online：https://jamanetwork.com/journals/jamasurgery/fullarticle/2623725

2) Classen, D. C., et al.：The timing of prophylactic administration of antibiotics and the risk of surgical-wound infection. N Engl J Med. **326**：281-286, 1992.

3) 日本化学療法学会/日本外科感染症学会による『術後感染予防抗菌薬適正使用のための実践ガイドライン』(2016 年)

Available at online：https://www.chemother apy.or.jp/modules/guideline/index.php?con tent_id=62#pdf

4) Mangram, A. J., et al.：The hospital infection practices advisory committee：guideline for prevention of surgical site infection, 1999. Infect Control Hosp Epidemiol. **20**：247-278, 1999.

5) 吉野雄一郎ほか：創傷・褥瘡・熱傷ガイドライン 6：熱傷診療ガイドライン. 日皮会誌. **127**(10)： 2261-2292, 2017.

6) 佐々木淳一ほか：熱傷診療ガイドライン 改訂第 3 版. 熱傷. **47**(Suppl)：2021.

7) Ramos, G., et al.：Systemic perioperative antibiotic prophylaxis may improve skin autograft survival in patients with acute burns. J Burn Care Res. **29**：917-923, 2008.

8) ISBI Practice Guidelines Committee, Steering Subcommittee, Advisory Subcommittee. ISBI Practice guidelines for burn care. Burns. **42**(5)： 953-1021, 2016.

9) Rashid, A., et al.：On the use of prophylactic antibiotics in prevention of toxic shock syndrome. Burns. **31**：981-985, 2005.

10) 井伊聡樹ほか：動物咬傷に起因する骨・軟部組織感染症の検討. 日骨関節感染症誌. **33**：1-3, 2019.

11) 安川 圭ほか：動物咬傷 570 例の検討. 形成外科. **64**：123-130, 2021.

12) 富永冬樹ほか：犬猫咬傷〜当院における 46 例の検討〜. 整形外科と災害外科. **64**：685-689, 2015.

13) 荻野浩希ほか：動物咬創の治療方針. 形成外科. **64**：131-137, 2021.

14) Talan, D. A., et al.：Bacteriologic analysis of infected dog and cat bites. Emergency Medicine Animal Bite Infection Study Group. N Engl J Med. **340**：85-92, 1999.

15) Weber, D. J., et al.：Pasteurella multocida infections, Report of 34 cases and review of the literature. Medicine(Baltimore). **63**：133-154, 1984.

16) Stevens, D. L., et al.：Practice guidelines for the diagnosis and management of skin and soft tissue infections.：2014 update by the infectious diseases society of America. Clin Infect Dis. **59**： 147-159, 2014.

17) 厚生労働省：カプノサイトファーガ感染症に関するＱ＆Ａ
https://www.mhlw.go.jp/bunya/kenkou/kek kaku-kansenshou18/capnocytophaga.html

18) Janda, J. M., et al.：Diagnosing Capnocytophaga canimorsus infections. Emerg Infect Dis. **12**： 340-342, 2006.

19) Kennedy, S. A., et al.：Human and other mammalian bite injuries of the hand：evaluation and management. J Am Acad Orthop Surg. **23**：47-57, 2015.

20) Alexander, T. 著, 山本一太訳：動物咬傷. ER での創処置・治療のスタンダード原著 第 4 版. 222-236, 羊土社, 2019.

21) 国立感染症研究所：日本国内で 2020 年に発生した狂犬病患者の報告(IASR. **42**：81-82, 2021)
https://www.niid.go.jp/niid/ja/rabies-m/rabies-iasrd/10301-494d01.html

22) 厚生労働省：狂犬病
https://www.mhlw.go.jp/bunya/kenkou/kek kaku-kansenshou10/

23) 盛山吉弘：【まずはここから！皮膚科における抗菌薬の正しい使い方】Ⅱ. 感染症 壊死性軟部組織感染症. MB Derma. **325**：21-26, 2022.

24) Burner, E., et al.：Inadequate sensitivity of laboratory risk indicators to rule out necrotizing fasciitis in the emergency department. West J Emerg Med. **17**：333-336, 2016.

25) Hsiao, C. T., et al.：Prospective validation of the laboratory risk indicator for necrotizing fasciitis (LRINEC)score for necrotizing fasciitis of the extremities. PLoS One. **15**：e0227748, 2020.

26) Neeki, M. M., et al.：Evaluating the laboratory risk indicator to differentiate cellulitis from necrotizing fasciitis in the emergency department. West J Emerg Med. **18**：684-689, 2017.

27) Hua, C., et al.：Necrotising soft-tissue infections. Lancet Infect Dis. **23**(3)：e81, 2023. Epub 2022 Oct 14.

28) Stevens, D. L.：Streptococcal toxic-shock syndrome：spectrum of disease, pathogenesis, and new concepts in treatment. Emerg Infect Dis. **1**(3)：69, 1995.

29) Lauerman, M. H., et al.：Less is more? Antibiotic duration and outcomes in Fournier's gangrene. J Trauma Acute Care Surg. **83**：443, 2017.

PEPARS No.206：16-23, 2024

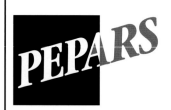

◆特集／形成外科的くすりの上手な使い方

形成外科領域で処方される侵害受容性疼痛と神経障害性疼痛に効果のある薬剤

中井 國博[*]

Key Words：痛み(pain), 鎮痛薬(analgesic), 侵害受容性疼痛(nociceptive pain), 神経障害性疼痛(neuropathic pain), 慢性術後痛(chronic postsurgical pain；CPSP), 慢性下肢動脈閉塞(lower extremity artery disease：LEAD)

Abstract どのような手術においても5%程度は中等度以上の術後遷延痛が起き得ることが報告されている．手術創において一定の割合で肥厚性瘢痕が生じるのと同じである．形成外科では眼に見える病態に対して診療を行っていくことに慣れているため，眼に見えない痛みの診療はなじみにくい．痛みについて血液検査や画像検査などの客観的な指標があればよいが，いまだに患者さんからの主観的な訴えから痛みを評価するために，痛みの診療にあいまいさが伴う．手術創の肥厚性瘢痕では最終的に他科の先生方から形成外科に紹介を受けて治療をするのと同様に，手術後の遷延痛もいつまでも抱え込むのではなくて最終的に痛みが専門のペインクリニック科の先生に紹介して治療を依頼するのが望ましい．また，術後の対応に困らないように，術前の説明で手術創が肥厚性瘢痕となる可能性を説明するように，手術後に遷延痛が生じる可能性を説明しておくことが大切である．

はじめに

　形成外科では眼に見えている病態に対して診療を行っていくことに慣れているため，眼に見えない痛みの診療にはなじみにくい．痛みについて血液検査や画像検査などの客観的な指標があればよいが，いまだに患者さんからの主観的な訴えから痛みを評価するために，痛みの診療にあいまいさが伴う．しかも，痛みへの対応を迫られるのは，手術自体は良好に経過しているのにもかかわらず患者さんからの痛みの訴えが続く場合である．患者さんから手術によって痛みが生じたのではないかと不平感や不信感を感じるので，なにかしらの対処をするものの必ずしも痛みが軽快するわけでなく，対応に苦慮してしまう．

　しかし，どのような手術においても5%程度は中等度以上の術後遷延痛が起き得ることは報告されている[1]．これは，手術創において一定の割合で肥厚性瘢痕が生じるのと同じである．手術創の肥厚性瘢痕では最終的に他科の先生方から形成外科に紹介を受けて治療をするのと同様に，手術後の遷延痛もいつまでも抱え込むのではなくて最終的に専門のペインクリニック科の先生に紹介して治療を依頼するのが望ましい．

　また，術後の対応に困らないように，術前の説明で手術創が肥厚性瘢痕となる可能性を説明するように，手術後に遷延痛が生じる可能性を説明しておくことが大切である．

　本稿ではその橋渡しとなる痛みの知識をまとめてみる．

痛みのしくみ[2]~[6]

　痛みは瞬時に感知するが，生体内では，痛みの感知，痛みの伝達，痛みの認識，痛みの調整の4つのプロセスから成り立っている．

　痛みの感知において，痛み刺激を末梢神経の神

＊ Kunihiro NAKAI, 〒910-1193　福井県吉田郡永平寺町松岡下合月23-3　福井大学医学部附属病院形成外科，准教授（科長併任）

経終末で感知する．痛み刺激は，組織損傷を伴う，もしくは組織損傷をする可能性がある刺激という意味で，侵害刺激と言う．侵害刺激には機械的刺激，熱刺激，冷刺激，化学刺激がある．侵害刺激を感知するセンサーもしくは受容体が痛みを伝える末梢神経の神経終末に存在する．神経終末に存在するセンサーもしくは受容体のことを侵害受容器と言う．痛み領域では「痛み刺激」「痛み受容体」を「侵害刺激」，「侵害受容器」と慣れない専門用語を使用することになるが，形成外科で言えば他科の先生に説明しにくい「皮弁」を使うのと同様である．

痛みの伝達では，末梢神経で感知した痛み情報を大脳まで伝達する．痛み情報は末梢神経から脊髄後角に伝わる．脊髄後角が第1中継点となり，ここで神経を換えて上行し，視床に伝わる．視床が第2中継点となり，ここでさらに神経を換えて上行し，最終的に体性感覚野に伝わる．これが代表的な痛覚伝導路である脊髄視床路である．脊髄後角からは視床だけでなく脳幹にも伝わる．最終的には，前頭前野や島などの大脳皮質や，帯状回，扁桃体，側坐核などの大脳辺縁系にも伝わる．

痛みの認識では，痛みの識別を行うとともに不快な感情を伴って認識される．痛みの場所，強さ，種類の識別は体性感覚野でなされる．前頭前野や島などの大脳皮質や，帯状回，扁桃体，側坐核などの大脳辺縁系は痛み関連脳領域と呼ばれて，痛み関連脳領域はネットワークを形成している．情動を伴う最終的な痛みの認識はこの痛み関連脳領域のネットワークを介して行われる．

痛みの調整では，脳や脳幹からの信号が下行して，脊髄後角での痛み情報の伝達を抑制もしくは増強する．これを下行疼痛調整系と言う．当初は，脊髄後角での痛み情報の伝達の抑制が見出されて下行疼痛抑制系とされていたが，研究が進むにつれて伝達を増強することもあることがわかってきたため，下行疼痛調整系となった．臨床における鎮痛では，下行疼痛抑制系が関与する．下行疼痛抑制系の主となる上位の中枢は中脳水道灰白質

で，縫線核や青斑核を介して脊髄後角まで信号が下行して，脊髄後角での痛み情報の伝達を抑制する．内因性鎮痛物質としては，ノルアドレナリン，セロトニン，エンドルフィンなどの内因性オピオイドがある．縫線核はセロトニンが関与し，青斑核はノルアドレナリンが関与する．

痛みの種類[2]

痛みの種類には，侵害受容性疼痛，神経障害性疼痛，痛覚変調性疼痛の3つがある．

侵害受容性疼痛は，通常の痛みのことである．通常の痛み刺激が通常に伝達されて通常の痛みの認識が行われる．形成外科では急性術後痛に相当する．

神経障害性疼痛は，通常の痛みではない．痛覚伝導路に障害があるために生じる痛みである．形成外科では術後遷延痛で関係する．

痛覚変調性疼痛は，さらに通常の痛みではない．神経障害性疼痛のような障害がないにもかかわらず，痛みのしくみの機能的変化により痛みの過敏や異常が起こる状態である．痛みの機能的変化というのは明らかではなくて，原因不明の痛みと考えてもよい．形成外科においては，痛覚変調性疼痛の患者さんを手術してしまうことは極力避けたい．

侵害受容性疼痛[2]

組織損傷を伴う，もしくは組織損傷をする危険性がある場合に生じる痛みである．痛みを伝える末梢神経遠位端の自由神経終末の侵害受容器が活性化して生じる．組織損傷がなく叩打などによる機械的刺激だけであれば，侵害刺激が消失するとともに痛みも消失するが，炎症を伴うようになると，水素イオン，カリウムイオン，ブラジキニン，セロトニン，プロスタグランジンなどの発痛物質が集積して，痛みは持続する．痛覚は触覚とは違う性質を持つ．痛覚では，触覚，圧覚と異なり，刺激に対して受容器の反応が低下することはない．したがって，組織損傷に対する侵害刺激に順

応することなく痛みは継続する．また，痛みは痒みとも違う性質を持つ．痛みの場合，侵害刺激から避けるかあるいは患部を保護することになるが，痒みでは逆に患部を掻くなど侵害刺激を加えて緩和する．また，痒みは皮膚から生じるが，痛覚は筋，骨などの深部や内臓からも生じる．

疼痛の薬物治療は，患部の炎症による痛みには非ステロイド性抗炎症薬（non-steroidal anti-inflammatory drugs；NSAIDs）の投与で治療できる場合が多い．中枢をターゲットにするならアセトアミノフェンになる．痛覚の伝導を抑制するのであれば局所麻酔薬になる．

神経障害性疼痛[2)7)8)]

神経障害性疼痛は，「体性感覚伝導路の損傷や病変によって直接に引き起こされる痛み」であると，国際疼痛学会（IASP）において定義されている．外傷，圧迫，絞扼により神経が断裂，損傷した場合，脳卒中，血管炎，糖尿病，遺伝的異常などの疾患，細菌，ウイルス感染，長期の炎症や自己免疫疾患，化学療法などにより神経が損傷された場合に生じる疼痛である．末梢神経の損傷により生じる場合を末梢神経障害性疼痛と言い，脳卒中による視床痛など脊髄より上位の痛覚伝導路の損傷により生じる場合を中枢神経障害性疼痛と言う．神経障害性疼痛は，慢性，難治性の臨床像を呈することが多いが，脊椎疾患に伴う神経根性疼痛のように比較的予後良好の疼痛も含まれる．

神経障害性疼痛の発生率は，帯状疱疹で7〜12％，糖尿病で9〜22％，脳卒中で8〜11％，脊髄損傷で10〜80％と報告されている．また，神経損傷の発生率は自動車追突事故患者で0.9％，採血手技で0.0032％，全身麻酔手術後の末梢神経損傷は0.04％，くも膜下・硬膜外ブロックで0.02〜0.03％，大腿神経ブロックで0.3％，腕神経叢ブロックで1.4〜2.8％と報告されている．

症状としては「電気が走るような」痛み（電撃痛），「焼けるような」痛み（灼熱痛），「刺されるような」，「しびれたような」，「うずくような」といっ

た日常生活では感じることのない特徴的な痛みの性状を示す．また，同じ神経支配領域内で知覚低下を示す一方で，侵害刺激がなくても痛みが生じる自発痛，弱い刺激により誘発される痛み（誘発痛）が非常に強い痛覚過敏，本来痛みが生じない弱い触刺激で痛みを誘発する異痛症（アロディニア）の症状をきたす．

原因として，損傷に伴い末梢神経の侵害刺激に対する反応の亢進，脱髄に伴う隣接神経への連絡，異所性の発火などの末梢性感作が挙げられる．中枢神経においては，脊髄後角での反応の亢進，神経終末発芽，グリア細胞の活性化などの中枢性感作が起こる．さらに，下行性疼痛調節系の機能の低下，体性感覚野の再構築，前頭前野の機能異常などもある．

診断は，痛みの性状を評価するとともに「疼痛の範囲が神経解剖学的に妥当か」「体性感覚系の病変を示唆するか」を評価する．

その診断においては，神経障害性疼痛に特徴的な痛みの性状を呈するかを確認する．その上で，「関連する神経学的病変または疾患があり，神経解剖学的に痛みの分布が妥当であること」，「障害神経の解剖学的神経支配に一致した領域に観察される知覚障害を伴うこと」「CT，MRI，その他の画像診断技術，皮膚生検，神経生理学的検査，遺伝子検査などを含む客観的な検査所見により，痛みを説明する体性感覚神経系の病変または疾患が見出されること」を確認する．

疼痛の薬物治療として，日本ペインクリニック学会作成の神経障害性疼痛薬物療法ガイドライン改訂第2版では，第1選択薬として，Ca^{2+}チャネル$\alpha_2\delta$リガンドであるプレガバリン，ミロガバリンと三環系抗うつ薬のアミトリプチリン，第2選択薬として，トラマドールが挙げられる．

Ca^{2+}チャネル$\alpha_2\delta$リガンドであるプレガバリン，ミロガバリンは，脊髄後角シナプスにおいて，神経細胞内へのCa^{2+}流入を抑制し，神経伝達物質の放出を妨げることにより，侵害信号の中枢への伝達を抑制する．副作用として，眠気，ふらつき，

浮腫に注意する．ミロガバリンは比較的副作用が少ないとされる．腎機能により投与量の調節が必要である．

三環系抗うつ薬のアミトリプチリンは，下行性疼痛抑制系を賦活し脊髄後角で侵害信号の伝達を抑制する．口渇，便秘，尿閉，起立性低血圧，傾眠，鎮静などの副作用があり，高齢者では注意する．

第2選択薬として挙げられるトラマドールは弱オピオイドであり，モノアミン再取り込み阻害作用もあり下行性疼痛抑制系を賦活する．依存性も比較的少ないとされ，麻薬指定されていない．ただ，悪心，嘔吐，便秘，眠気などの副作用に注意する．

第1，第2選択薬で効果が得られない場合に用いる第3選択薬として，強オピオイド(フェンタニル，モルヒネ，オキシコドン)が挙げられているが，強力な鎮痛作用を発揮する一方で，呼吸抑制や意識障害など重大な副作用が発生する可能性があり，また乱用，中毒の防止のために薬剤管理の厳格化が求められるので，注意が必要である．

NSAIDs は神経障害性疼痛に対して有効性は示されていないが，椎間板ヘルニアなどに伴う神経根性疼痛の急性期には炎症が関与しており，NSAIDs が有効な場合もある．

アセトアミノフェンも慢性疼痛一般に対して広く使用されるが，神経障害性疼痛に対して使用を推奨する根拠は出ていない．副作用が少なく安全性が高いものの，高用量投与により肝障害を発生する可能性がある．

急性術後痛[2)7)]

急性術後痛は，手術による組織損傷と創傷治癒で生じる痛みである．自発痛と体動時痛からなり，創部のズキズキ，ジンジンした痛みと深部での熱く重い痛みがある．手術による組織損傷が広範であれば侵害刺激が加算されて大きくなりそれに伴い侵害受容性疼痛は強くなる．組織損傷には末梢神経の損傷もあるので，神経障害性疼痛も含

まれる．手術による損傷組織，末梢神経終末，免疫細胞から放出される多量のサイトカイン，メディエータにより痛みを伝える末梢神経が過剰に反応するようになる．これを末梢性感作と言う．末梢性感作による末梢神経からの多量の侵害信号の伝達により，脊髄や脳においても過剰な反応を引き起こすことになる．これを中枢性感作と言う．術後痛は，この末梢性感作と中枢性感作により，最終的には痛み関連脳領域で不快な感情を伴う強い痛みとして認識される．

疼痛の薬物治療は，患部の炎症に対してのNSAIDs の投与が第1選択になる．中枢をターゲットにするならアセトアミノフェンになる．痛覚の伝導を抑制するのであれば局所麻酔薬になる．

慢性術後痛[2)7)]

慢性術後痛は，創傷治癒後に残存する不釣り合いな痛みであり，手術後3か月経過しても創部に持続する痛みとされる．慢性疼痛の1疾患として国際疾病分類第11版(ICD 11)にも取り上げられている．

慢性術後疼痛の発症率は，術後患者さんの10〜20%に発症して1%で治療抵抗性であるという報告や，痛みを訴えるのは40%で中等度から強い痛みを訴えるのは18%という報告などがあり，高侵襲手術や長時間手術だけでなく低侵襲な小手術でも5%程度は中等度以上の慢性術後疼痛が生じ得るとされる[1)]．形成外科領域では，四肢切断術で30〜85%，乳房手術で11〜57%，熱傷で20〜52%とされる[1)]．

痛みは，「ピリピリする」「しびれたような」「うずくような」「ひきつれたような」などと表現され，炎症性疾痛と神経障害性疼痛の要素が混在した症状を呈する．機序は，組織修復期の瘢痕形成に伴う組織の拘縮，末梢神経の損傷と治癒過程における末梢性感作および中枢性感作，慢性炎症の持続が考えられる．また，周術期における不安や抑うつ，破局的思考，社会的孤立などの心理面も影響すると考えられている．

疼痛に対する薬物治療では，患者さんの希望は「痛みがなくなる」ことであるが，慢性疼痛においてはなかなか難しい．現実的には「痛みはなくならないが，気にならない」レベルであり，「日常生活の動作ができる」「睡眠がとれる」「安静時に痛まない」が当面の目標となる．なので，痛みがあるから必ず薬物治療というわけではなく，弱い痛みで日常生活に支障がなければ薬物治療を行わないこともあり得る．薬物の選択は，痛みの性状，程度，範囲を確認した上で判断する．急性術後痛からの流れで炎症性疼痛が主であれば，アセトアミノフェンや NSAIDs を用いる．効果が乏しいようであればトラマドールの使用を検討する．神経障害性疼痛が主であれば，Ca^{2+} チャネル $\alpha_2\delta$ リガンドであるプレガバリン，ミロガバリンや三環系抗うつ薬のアミトリプチリンが選択肢となる．プレガバリン，ミロガバリンは，副作用として，眠気，ふらつき，浮腫に注意する．腎機能により投与量の調節が必要である．ミロガバリンは比較的副作用が少ないとされる．アミトリプチリンは，口渇，便秘，尿閉，起立性低血圧，傾眠，鎮静などの副作用があり，高齢者では注意する．

慢性下肢動脈閉塞による痛み[9]~[12]

慢性下肢動脈閉塞には間歇性跛行，安静時痛，潰瘍と壊疽による痛みがある．無症候性と言われる痛みを感じない症例がある一方で，激烈な痛みを訴える症例もあり，痛みの強さが両極端にふれるのが特徴である．激烈な痛みでは，オピオイドを使用しても疼痛コントロールに難渋する症例が存在する．安静時痛は就眠時に増悪しやすい．下肢挙上による重力の影響で血液の灌流が減少するためである．焼けるような，しびれるような痛みを呈する．痛みを減弱させるために，足を下垂させる，あるいは椅子に座ることになる．また，慢性の虚血により末梢神経が障害されることがあり，神経障害性疼痛を呈することもある．

慢性下肢動脈閉塞に対する薬物治療では，血管拡張薬として，シロスタゾール，プロスタグラン

ジン製剤（リマプロストアルファデクス，アルプロスタジルアルファデクス，アルプロスタジル）がある．第1選択薬としてシロスタゾールが推奨されており，間歇性跛行の改善にエビデンスがある．鎮痛薬として，アセトアミノフェンやトラマドールがある．炎症性疼痛があるようなら，非ステロイド性抗炎症薬を用いる．神経障害性疼痛があれば，Ca^{2+} チャネル $\alpha_2\delta$ リガンドであるプレガバリン，ミロガバリンや三環系抗うつ薬のアミトリプチリンが選択肢となる．プレガバリン，ミロガバリンは，副作用として，眠気，ふらつき，浮腫に注意する．腎機能により投与量の調節が必要である．ミロガバリンは比較的副作用が少ないとされる．アミトリプチリンは，口渇，便秘，尿閉，起立性低血圧，傾眠，鎮静などの副作用があり，高齢者では注意する．

NSAIDs
(non-steroidal anti-inflammatory drugs, 非ステロイド性抗炎症薬)[2][7]

NSAIDs は，アラキドン酸カスケードの酵素の1つであるシクロオキシゲナーゼ（cyclooxygenase；COX）の阻害作用を持つ薬剤である．組織が傷害されると，細胞膜リン脂質からホスホリパーゼ A_2 によりアラキドン酸が切り出される．細胞外に遊離したアラキドン酸は COX を介してプロスタグランジン E_2 に変換されていく．プロスタグランジン E_2 自体は発痛物質でなく発痛増強物質であり，ブラジキニンなどの発痛物質の作用を増強させる．NSAIDs は COX を阻害することによりプロスタグランジン E_2 の産生を抑制して鎮痛作用を発揮する．

COX には COX-1 と COX-2 の2種類がある．COX-1 は，消化管，腎臓，血小板など大部分の組織に活性型として恒常的に発現して，産生されるプロスタグランジンには胃粘膜保護作用や腎血流量の維持作用がある．COX-2 は，脳，脊髄，腎臓以外では正常な状態でほとんど発現していないが，炎症により誘導されて，炎症部のプロスタグ

ランジン E_2 の多くは COX-2 を介して産生される.

NSAIDs には,COX-1 と COX-2 を非選択的に阻害するものと COX-2 を選択的に阻害するものの 2 種類がある.非選択的 NSAIDs では胃粘膜や腎機能を障害する副作用が生じる.COX-2 を選択的に阻害する NSAIDs は,生体の恒常性を保つプロスタグランジンの産生は抑制せずに,炎症部位でのプロスタグランジン E_2 産生を抑制することになる.実際には,腎臓では COX-2 が発現しており腎機能に影響を及ぼす可能性がある.また,正常な胃粘膜は障害されにくいが,胃潰瘍においては粘膜の修復時に COX-2 が誘導されるために胃粘膜の修復の障害となり得る.海外において,機序に関してはわかっていないが,心血管系血栓塞栓性事象のリスクが報告されている.本邦で使用できる COX-2 選択的阻害薬はセレコキシブである.

適応として,炎症や組織損傷に対する痛みに対して効果が期待できる.慢性疼痛に対する長期投与は副作用の観点から避けることが望ましい.保険適用では,薬物や剤型によって適用疾患が異なるので注意する.

副作用は以下の 8 つがある.

1）胃粘膜障害

胃潰瘍や上部消化管出血のリスクを高める.上部消化管障害の病態は,主に胃粘膜に対する直接の障害と,胃粘膜の防御機能の減弱による障害がある.このため,NSAIDs 投与中には胃粘膜障害への対処が推奨される.プロスタグランジンによる血流増加作用に修復促進のために,プロスタグランジン誘導体のミソプロストールや胃粘膜のプロスタグランジン増加させるレバミピドの併用を考慮する.

2）ニューキノロン系抗菌薬との併用によるけいれん

ニューキノロン系抗菌薬は中枢神経系の抑制性神経伝達物質 GABA の受容体への結合を阻害しけいれん誘発作用を起こすが,NSAIDs によりそ

の作用を増強する可能性がある.

3）妊娠中,授乳中の投与について

妊娠後期の NSAIDs の投与は,胎児の動脈管を閉鎖させる危険性があるために禁忌である.

4）腎障害

腎臓では COX-1,COX-2 いずれも構成型酵素であり,すべての NSAIDs で腎障害を起こし得る.高齢患者では多剤併用が多く,腎血流量や糸球体濾過量の低下は尿細管細胞壊死をきたし急性腎障害の発症リスクを上げる.

5）NSAIDs 過敏症

NSAIDs の内服によって喘息と蕁麻疹が誘発される.いずれの症状も NSAIDs 服用後 30 分から数時間以内に発症する.以前はアスピリン喘息と呼ばれていた.喘息の対応は通常の急性喘息発作と同じであるが,アドレナリンの筋肉内注射や皮下注射が有効で,ステロイド薬の 1〜2 時間かけての点滴はよいが,急速静注は禁忌である[13].

6）光アレルギー性接触皮膚炎

NSAIDs 外用薬で起こる接触性皮膚炎の 1 種で,Ⅳ型アレルギーである.抗原性のない低分子化合物が蛋白質と結合して紫外線を浴びることで感作される.感作後の誘発予防は,衣服の工夫と日焼け止めである.

7）ライ症候群

小児に認められる副作用で,インフルエンザや水痘に感染している場合に NSAIDs を投与すると脳症や脂肪肝になる.

8）心血管障害

米国食品医薬品局（FDA）では,NSAIDs の添付文書に心血管障害を記すよう勧めている.COX-2 選択的阻害薬は一般に心血管リスクを上げるが,セレコキシブの心血管イベントの頻度はロキソプロフェンなどの NSAIDs と同等とされる.

アセトアミノフェン[2)3)7)]

アセトアミノフェンは,抗炎症作用はほとんどなく,中枢神経系に作用する.アセトアミノフェンは代謝されて AM404 に変換される.AM404 は

内因性カンナビノイドであるアナンダマイドの再取り込みを抑制する．カンナビノイドにはセロトニンを介した下行疼痛抑制系の活性化作用や内因性オピオイド放出促進作用がある．アセトアミノフェンから変換された AM404 がカンナビノイドの作用を増幅することにより鎮痛効果が出現すると考えられている．末梢における COX の阻害作用が非常に弱いので，NSAIDs と比べて胃粘膜障害や腎障害の副作用の頻度が低い．肝臓で代謝されるため，肝障害には注意が必要である．

適応として，多くの原因による痛みに対して広く効果が期待できる．神経障害性疼痛に対して使用を推奨する根拠は出ていない．副作用が少なく安全性が高いものの，高用量投与により肝障害を発生する可能性がある．

トラマドール[2)3)7)]

トラマドールはμオピオイド受容体作動性作用およびモノアミン再取り込み阻害作用を有する．オピオイド受容体には，μ受容体・κ受容体・δ受容体の3種類が存在し，μ受容体が最も鎮痛と関連が強いとされる．モノアミンとはセロトニン，ドーパミン，ノルアドレナリン，アドレナリン，ヒスタミンなどの神経伝達物質の総称で，神経系において，神経伝達物質または神経修飾物質として働く．トラマドールはμオピオイド受容体を介した脳幹および脊髄での侵害信号の伝達の抑制作用とモノアミン再取り込み阻害によるセロトニンとノルアドレナリンを介した下行疼痛抑制系の活性化作用により鎮痛効果が出現すると考えられている．

適応として，非がん性慢性疼痛に対して広く鎮痛効果が期待できる．神経障害性疼痛の第2選択薬に挙げられている．副作用は，悪心，嘔吐，便秘，眠気などである．μオピオイド受容体作動薬であるので連用により依存性を生じることがあるので注意する．

＜トラマドールの使い分け＞

トラマドールには，1日4回内服の速放剤，1日4回内服のアセトアミノフェンとの合剤，1日1回内服の徐放剤，1日2回内服の速放剤と徐放剤の合剤の4種類がある．

トラマドールの欠点として，効果発現が遅く，効果消失が速いということがある．効果発現が遅いことに対応するために，効果発現が速いアセトアミノフェンとの合剤が開発された．効果消失が速いことに対応するために，1日1回内服の徐放剤が開発された．しかし，それでは効果が不十分だったせいか，1日2回内服の速放剤と徐放剤の合剤が開発された．1日4回内服の速放剤では禁忌でないが，1日1回内服の徐放剤と1日2回内服の速放剤と徐放剤の合剤では，血中濃度が持続して作用と副作用が増強するおそれがあるため，高度な腎機能障害または高度な肝機能障害のある患者に禁忌となっている．

トラマドールにおいては，画一的な投与でなくて，鎮痛効果を確認しながら，最適な投与方法を調整するのがよい．

プレガバリン，ミロガバリン（Ca^{2+}チャネル$\alpha_2\delta$リガンド，ガバペンチノイド）[2)3)7)]

プレガバリン，ミロガバリンは脊髄後角での電位依存性Ca^{2+}チャネルを抑制する．電位依存性Ca^{2+}チャネルは，侵害信号が伝達されると膜電位が上昇して神経終末内にCa^{2+}が流入してシナプス間隙に神経伝達物質を放出する．$\alpha_2\delta$サブユニットは正常な痛みにおいてCa^{2+}チャネルの活性に関与していない．神経損傷やパクリタキセルのような抗がん剤による神経障害により$\alpha_2\delta$サブユニットの発現が亢進してくる．$\alpha_2\delta$サブユニットの発現の亢進はCa^{2+}チャネルを活性化させてシナプス間隙に神経伝達物質の放出を増加させる．$\alpha_2\delta$リガンドであるプレガバリン，ミロガバリンは，このCa^{2+}チャネルを抑制することで鎮痛効果が出現すると考えられている．

適応として，神経障害性疼痛の第1選択薬に挙げられている．腎機能により投与量の調節が必要である．副作用として，眠気，傾眠，ふらつき，

めまい，浮腫，体重増加がある．ミロガバリンは比較的副作用が少ないとされる．眠気，傾眠，ふらつき，めまいは，投与開始時や増量時に多く見られ，自動車の運転や危険を伴う機械操作に従事しないよう説明する．浮腫に関してはCa^{2+}チャネルに作用して末梢血管を拡張させて間質への体液移動を生じさせるためと考えられている．

アミトリプチリン(三環系抗うつ薬)[2)7)]

三環系抗うつ薬のアミトリプチリンは，シナプス間隙に放出されたセロトニンやノルアドレナリンのシナプス前ニューロンへの再取り込みを阻害することで，下行性疼痛抑制系を賦活して脊髄後角で侵害信号の伝達を抑制する．

適応として，神経障害性疼痛の第1選択薬に挙げられている．副作用として，抗コリン作用による口渇，便秘，尿閉，アドレナリンα_1受容体遮断による起立性低血圧，ヒスタミンH_1受容体遮断による傾眠，鎮静がある．緑内障，尿閉の患者さんには禁忌となる．高齢者では注意する．セロトニンに関連して，不安，焦燥，不眠，パニック発作などが見られることがあり，自傷，自殺関連行為を起こすこともある．

参考文献

1) Schug, S. A., et al.：The IASP classification of chronic pain for ICD-11：chronic postsurgical or posttraumatic pain. Pain. **160**：45-52, 2019.
2) 野口光一ほか編．疼痛医学．医学書院，2020.
3) 丸山一男：痛みの考えかた．南江堂，2014.
4) Yang, S., Chang, M. C.：Chronic Pain：Structural and Functional Changes in Brain Structures and Associated Negative Affective States. Int J Mol Sci. **20**：3130, 2019.
5) Tracey, I., Mantyh, P. W.：The cerebral signature for pain perception and its modulation. Neuron. **55**：377-391, 2007.
6) Apkarian, A. V., et al.：Human brain mechanisms of pain perception and regulation in health and disease. Eur J Pain. **9**：463-484, 2005.
7) 日本ペインクリニック学会治療指針検討委員会編．ペインクリニック治療指針 改訂第7版．文光堂，2023.
8) 日本ペインクリニック学会神経障害性疼痛薬物療法ガイドライン改訂版作成ワーキンググループ編．神経障害性疼痛薬物療法ガイドライン 改訂第2版，真興交易医書出版部，2016.
9) 日本循環器学会，日本血管外科学会編．末梢動脈疾患ガイドライン2022年度改訂版．2022.
10) Norgren, L., et al.：Inter-Society Consensus for the Management of Peripheral Arterial Disease (TASC Ⅱ). J Vasc Surg. **45**：S5-67, 2007.
11) Laoire, Á. N., Murtagh, F. E. M.：Systematic review of pharmacological therapies for the management of ischaemic pain in patients with non-reconstructable critical limb ischaemia. BMJ Support Palliat Care. **8**：400-410, 2018.
12) Abdulhannan, P., et al.：Peripheral arterial disease：a literature review. Br Med Bull. **104**：21-39, 2012.
13) 谷口正実：アスピリン喘息における点滴静注ステロイド薬の使い方．アレルギーの臨．**23**：87-89, 2003.

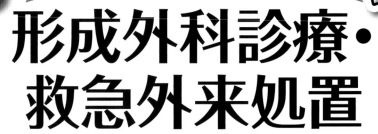

好評

臨床実習で役立つ

形成外科診療・救急外来処置 ビギナーズマニュアル

― 日医大形成外科ではこう学ぶ！―

編集 小川 令 日本医科大学形成外科主任教授

2021年4月発行　B5版　オールカラー　定価7,150円（本体6,500円＋税）　306頁

臨床の現場で活きる診察法から基本的な処置法・手術法を、日医大形成外科の研修法網羅した入門書。各疾患の押さえておくべきポイント・注意事項が箇条書き記述でサッと確認でき、外科系医師にも必ず役立つ一書です。

約120問の確認問題で医学生の国家試験対策にもオススメ!

目次

I. 外来患者の基本的診察法
1. 病歴の聴取と診察
2. インフォームド・コンセントと写真撮影
3. 患者心理
4. 外傷の診断
5. 炎症性疾患の診断（炎症性粉瘤、蜂窩織炎、陥入爪）
6. 熱傷・凍傷の診断
7. ケロイド・肥厚性瘢痕・瘢痕拘縮の診断
8. 顔面骨骨折の診断
9. 四肢外傷の診断
10. 下肢慢性創傷の診断
11. 褥瘡の診断
12. 体表面の先天異常の診断
13. 体表面の腫瘍の診断
14. 血管腫の診断
15. リンパ浮腫の診断
16. 眼瞼下垂の診断
17. 性同一性障害の診断
18. 美容外科の診断

II. 基本的外来処置法
1. 外来・処置の医療経済
2. 洗浄と消毒
3. 局所麻酔と皮膚縫合法
4. 粉瘤や爪処置
5. 慢性創傷処置
6. 創傷被覆材と外用薬・内服薬
7. 四肢外傷処置
8. 熱傷処置
9. ケロイド・肥厚性瘢痕の外来処置
10. リンパ浮腫の外来処置
11. レーザー治療

III. 基本的手術法
1. 血管吻合
2. 神経縫合
3. 植皮術
4. W形成術・Z形成術
5. 局所皮弁術
6. 遊離皮弁術
7. 軟骨・骨移植
8. 熱傷手術
9. ケロイド・肥厚性瘢痕・瘢痕拘縮手術
10. 顔面骨骨折手術
11. 先天異常顔面骨手術
12. 体表面の先天異常手術
13. 慢性潰瘍手術
14. 頭頚部再建手術
15. 顔面神経麻痺手術
16. 皮膚・軟部腫瘍再建手術
17. 乳房再建手術
　a) インプラントによる乳房再建
　b) 自家組織などによる乳房再建
18. リンパ浮腫手術
19. 眼瞼下垂手術
20. 性同一性障害手術
21. 美容外科手術

内容紹介動画もぜひご覧ください！

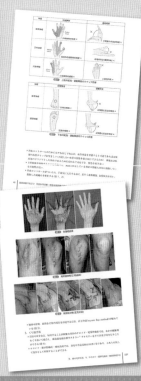

　全日本病院出版会　〒113-0033 東京都文京区本郷3-16-4　Tel:03-5689-5989
www.zenniti.com　Fax:03-5689-8030

PEPARS No.206：25-32, 2024

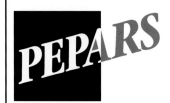

◆特集／形成外科的くすりの上手な使い方

異常瘢痕（ケロイド・肥厚性瘢痕）に 対する薬物療法

土肥　輝之*

Key Words：異常瘢痕（abnormal scars），肥厚性瘢痕（hypertrophic scar），ケロイド（keloid），副腎皮質ステロイド剤，エクラー® プラスター（deprodone propionate tape，Eclar® Plaster），トリアムシノロンアセトニド（ケナコルト®-A）皮内用水懸注（triamcinolone acetonide，Kenacort®-A intradermal·intraarticular aqueous suspension injection），トラニラスト（Tranilast）

Abstract 異常瘢痕であるケロイド・肥厚性瘢痕は真皮深層に達する炎症・外傷を契機として発生する皮膚の線維増殖性疾患であり，コラーゲンの過剰蓄積が起こり，硬く盛り上がった病変となっている．現在その治療法には大きく2つあり，保存的な薬物療法と，外科的治療（ケロイドでは術後放射線治療も併用）であるが，多くのケースにおいて，まずは薬物療法が選択され，薬物療法に抵抗するものに対して外科的治療が考慮されている．そのため，この薬物療法の中心となっている副腎皮質ステロイド剤による治療を適切に行うことはとても重要であり，本稿では現在本邦において行われている治療戦略も交えて概説したい．

異常瘢痕の治療のコンセプト

ケロイド・肥厚性瘢痕などの異常瘢痕は真皮深層に達する炎症・外傷を契機として発生し，その創傷治癒過程（出血・凝固期，炎症期，増殖期，成熟改変（リモデリング）期）の炎症期・増殖期が持続・遷延し，コラーゲンなどの過剰蓄積・増殖および血管新生が起こり，硬く盛り上がった病変となってくる[1]．この硬く盛り上がった病変がさらに日常生活の張力を受けることでより力学的な悪循環を引き起こしながら，瘢痕が成熟化せず増悪していくと考えられる[2)3]．

そのため，この異常瘢痕の薬物治療および外科的治療のどちらにおいても，この硬く盛り上がった病変を如何に柔らかくして悪循環を断ち切るかということが最も重要となる．

* Teruyuki DOHI，〒113-8602　東京都文京区千駄木 1-1-5　日本医科大学形成外科学教室，講師

ケロイド・肥厚性瘢痕の診断

まずは異常瘢痕であることを診断することが重要である．

肥厚性瘢痕・ケロイドともに高張力部位に好発し，肥厚性瘢痕は体幹・四肢の可動域，特に関節部（肘，膝，手関節，足関節）などの関節可動域に，ケロイドは体幹部（前胸部，肩甲部，恥骨上部），体幹部近傍（下顎，肩〜上腕，大腿など）に好発する[3)4]．

1．肥厚性瘢痕（図1）

肥厚性瘢痕は手術や深い火傷・外傷など真皮深層に及ぶ創傷・熱傷をきっかけとして発生することが多いため，病歴聴取をしっかりすることで診断が比較的容易である．

肥厚性瘢痕は通常3〜6か月に盛り上がりを認めて，痒みや痛み，拘縮（ひきつれ）などを伴うが，2〜5年の経過で徐々に隆起や発赤が消失する場合が多いとされる．しかし，創部に日常生活動作で繰り返し強い張力を受ける部分では数年経っても改善を認めず，痛みや痒みを伴い，時に運動制限をきたすことがある．そのため，受傷後盛り上

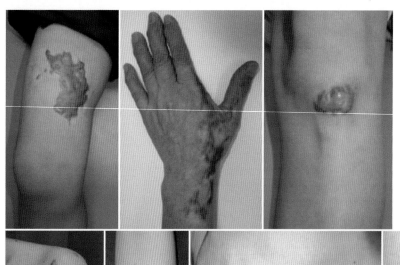
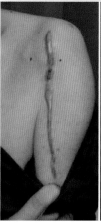
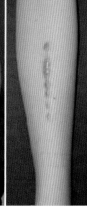
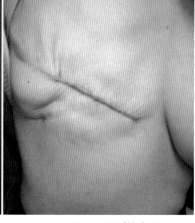
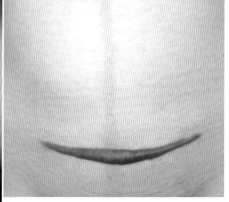

a	b	c
d	e	f	g

図 1．肥厚性瘢痕
熱傷，外傷や手術創により発生する．診断には詳細な問診が重要である．
a，b：熱傷後肥厚性瘢痕
c：外傷後肥厚性瘢痕
d〜g：手術後肥厚性瘢痕

がりを早期より薬物療法を行うことで広い幅のある瘢痕の形成を抑えることが可能となり，ひきつれも最小限に抑えることができる．

2．ケロイド（図2）

ケロイドはニキビや虫刺傷，BCG 注射などの真皮深層に及ぶ小外傷をきっかけとしても発生し，もとの創を越えて病変が拡がることが特徴とされる．ケロイドは自然に軽快することが少なく，赤色の小腫瘤の病変が張力のかかる方向に，定型的にはカプセル型やダンベル型に拡大を認め，通常醜形とともに痒みや痛みを伴う．早期のケロイドに対する薬物療法とともに必要に応じてニキビなどの原因に対する治療も合わせて行うことが重要となる．

また，増大に伴い，毛や正常皮膚を巻き込み排膿を繰り返す場合もあり，病変内に膿瘍を形成し感染を繰り返す場合は手術加療を要する．また，耳垂や耳介など，薬物療法で加療しても醜形や変形が著しいものなども手術加療の適応となる[5]（図3）．

● 鑑別診断：

四肢に好発する皮膚線維腫は，時に肥厚性瘢痕と鑑別が難しい場合があるが，dimple sign などが認められ，治療には外科的切除を要する[6]．

また，稀に隆起性皮膚線維肉腫（DFSP）がケロイドのような外観を呈することがあるが，増大すると不整な隆起や多結節を示すことが多く，臨床経過も合わせて詳細に聴取することが重要となる．DFSP が疑わしい場合には造影 MRI などの画像精査を行った上で，生検を行う[7]．

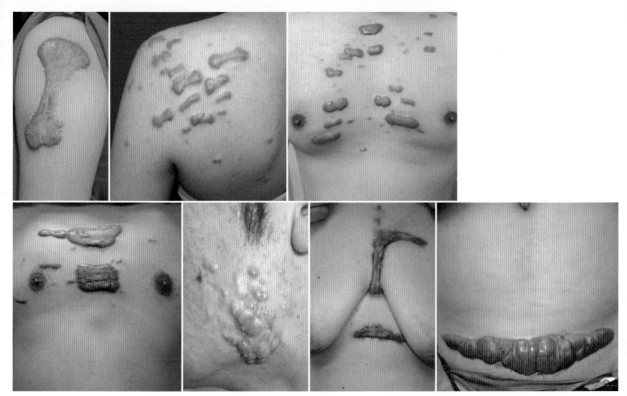

<table>
<tr><td>a</td><td>b</td><td>c</td></tr>
<tr><td>d</td><td>e</td><td>f</td><td>g</td></tr>
</table>

図 2. ケロイド
ニキビ，BCC ワクチンや手術などにより発生する．
a：BCG ワクチン後ケロイド
b〜e：ニキビ後ケロイド
f，g：手術後ケロイド

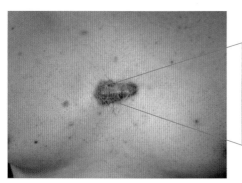
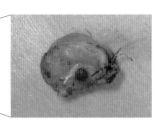
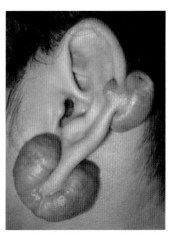

図 3. 手術加療が必要な症例
ケロイド内に膿瘍を形成している場合や保存的加療によっても醜形が著しい
場合には，手術加療を要する．

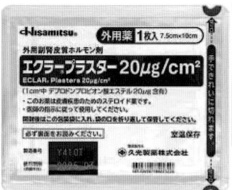
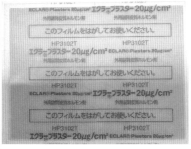

図 4.
エクラー® プラスター

a | b

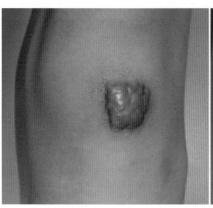
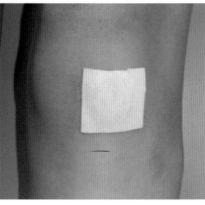

図 5.
エクラー® プラスター貼付方法
a：治療前
b：エクラー® プラスター貼
付（5 mm 程度の辺縁をつ
けて覆うよう貼付）

薬物療法

前述したように，薬物治療において硬く盛り上がった病変を如何に柔らかくするかが重要であるが，本邦における薬物療法では，副腎皮質ステロイドを使った治療（エクラー® プラスター貼付やトリアムシノロンアセトニド注射など）が最も有効な薬物療法となる．

そのため，本項では主に，副腎皮質ステロイド剤による治療の戦略やコツを含め，詳説していく．

1．副腎皮質ステロイド剤による治療

A．副腎皮質ステロイドテープ剤貼付（図 4）

本邦では，エクラー® プラスター（20 ug/cm²）という副腎皮質ステロイドテープ剤を用いることができる．

このエクラー® プラスターは，国内で扱われていたドレニゾン® テープ（4 ug/cm²）（2023 年 7 月販売中止）や海外のステロイドテープ剤（Fludroxy-cortide Tape（4 ug/cm²）（英国），Flurandrenolide Tape（4 ug/cm²）（米国））よりも 5 倍も濃度が高い

ものとなり，異常瘢痕への効果がとても高い[8]．

また，副腎皮質ステロイドテープ剤はテープ剤に薬が均等に塗布されており，貼付そのものに ODT（Occlusive Dressing Technique）効果があり，軟膏に比べて持続的に安定した効果を発揮するため，刺激性接触皮膚炎を起こさない限りは第 1 選択の治療となる．

●交換頻度：

24 時間貼付・交換（通常風呂上がりに貼って，次の日，風呂に入る時に剥がすよう指導）または 12 時間貼付・交換（朝と夜の交換）としているが，かぶれがある際は 1 日おきの貼付や軟膏との併用なども適宜組み合わせることがある．

●貼り方：

図 5 のようにケロイドや肥厚性瘢痕を覆うように切って貼るのがよい（図 5）．

B．副腎皮質ステロイド注射（図 6）

本邦では，トリアムシノロンアセトニド（ケナコルト®-A）皮内用水懸注 50 mg/5 mL を用いている[9]．

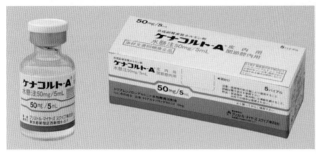
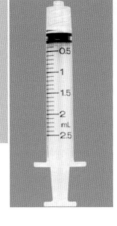
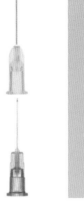
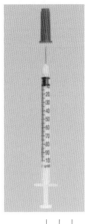

図 6.
注射にあたっては，細い針とロック式のシリンジ，または針埋め込みタイプを使用する.
  a：トリアムシノロンアセトニド(ケナコルト®-A)
    皮内用水懸注 50 mg/5 mL
  b：ロック式 2.5 mL シリンジ
  c：注射針 30 G・27 G
  d：1 mL シリンジ 27 G 針埋め込みタイプ

| a | b | c | d |

図 7.
注射の方法
  a：十分にケロイドが柔らかくなってきていることを確認し，ケナコルト®-A を無理な圧がかからないように皮内注．または，まだ硬さが強い場合は，皮下にキシロカイン注射液「1%」(エピレナミン(1：100,000)含有)で麻酔した上で，ケナコルト®-A を皮内注
  b：治療前
  c：エクラー® プラスター治療後
  d：実際の注射(無理な圧をかけないように注意する)

	a
b	c	d

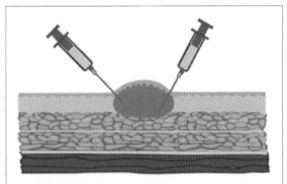

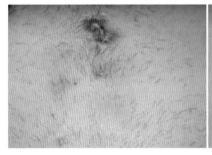
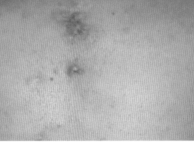
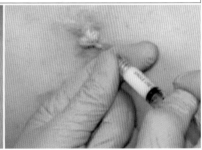

注射の効果は2〜3週間持続するとされており，成分が局所にとどまり，日々のエクラー® プラスターの貼付と併用することで，病変の硬さの低減に強い効果を示し，治療期間の短縮につなげることができる．できるだけ痛みが少なく，効果を出すために，注射の際の工夫が必要であり，多くの場合でエクラー® プラスターにより病変をある程度柔らかくした上で行っている(図7).

もちろん，注射に痛みを伴うため，患者本人とよく相談し，エクラー® プラスターのみで薬物療法を行っている場合もある.

・注射方法：

ロック式の注射を使用し，30 G や 27 G の針を用いて行うとよい．病変の線維塊の密度が高く，エクラー® プラスターの効果がまだ得られてきていない場合は，無理に注射を行わないことが望ましい．病変を指腹で確認し，しこりや硬さを触れる部分に対して注射を行っている.

C．副腎皮質ステロイド軟膏

軟膏においては，刺激性接触皮膚炎などの副作用によりエクラー® プラスターが貼付できない際に検討している．あくまでテープ剤の効果が高い

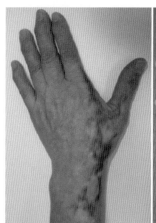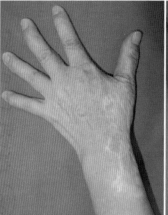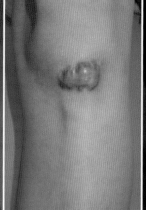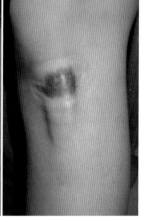

図 8. 肥厚性瘢痕症例（エクラー® プラスター貼付で治療）　　　　　a｜b｜c｜d
a，b：72 歳，女性（a：治療前，b：治療後 2 年）
c，d：25 歳，女性（c：治療前，d：治療後 6 か月）

ため，テープ剤の頻度を減らす際に外用を併用する形での使用をまずは行っている．使用にあたって 1 日に 3~4 回などこまめな外用を指導している（軟膏がとれてしまうこともあるため）．

エクラー® 軟膏などの外用をした上で，かぶれづらいポリウレタンフィルムなどで ODT を行うことで，より持続的な効果を期待できるが，テープ剤のように正確に範囲を決めることが難しい場合が多い．

《ステロイド薬物療法の治療戦略》

上記に挙げた薬物療法をどのように組み合わせていくかがとても重要となる．

まずは，エクラー® プラスターが基本となり，少なくとも 3 か月程度は図 5 のように貼ってもらう（図 8，9）．これによって硬く密度の高い線維塊の病変が次第に柔らかくなってくるので，その上で病変に対する注射を検討する（図 10）．この際，初回は特に注射を無理に硬く密度の高いところに入れないように工夫し，硬さがなかなかとれない場合はケロイド直下の皮下にエピネフリン入りキシロカインで麻酔した上で，ケナコルト®-A の皮内注を行っている．

その後も注射の頻度は無理のない 3 か月に 1 回程度を目安にして，硬さがある場合は適宜相談しながら続けている．

そして，しばらく注射を併用せずともケロイド・肥厚性瘢痕が指腹で確認しても硬さが全くな

くなっているようならば，エクラー® プラスターを貼る頻度を少しずつ減らすよう自己調整をお願いしている．

ケロイドは特にいきなりエクラー® プラスターを止めると辺縁などから硬さが出てくることが多く，週 7 日 24 時間の貼付から，1 か月おきに週 1 日ずつ減らすくらいのペースで減らしてもらい，適宜硬さが戻っていないか，本人に確認いただくよう伝えている．

2．それ以外の薬物治療

A．トラニラスト内服

補助的治療には，トラニラスト内服治療などがあるが，本薬剤は症状の軽減につながる治療であり[10]，本邦で唯一保険適用となっている内服薬である．本薬剤に対しては，基礎研究も行われており，ケロイドや肥厚性瘢痕の線維芽細胞へ作用して増殖を抑制したり，TGF-β を介したコラーゲン産生を抑制したりする効果が報告されている[11]．しかし，この内服治療では，硬い病変を柔らかくするほどの強い効果は得られないことが多く，あくまで補助的な治療として捉える必要がある．

そして，海外では 5-FU の局所注射なども行われている．有効性および副作用の発現率において，副腎皮質ステロイド注射には及ばないと言われているが，副腎皮質ステロイド注射との併用での有効性なども報告されている[9]．

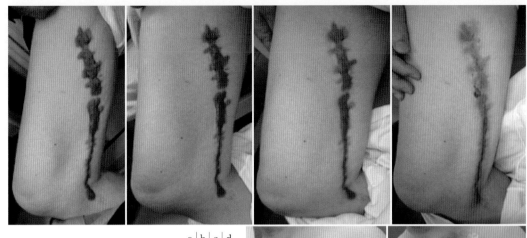

a	b	c	d
e	f		

図 9.
ケロイド症例(エクラー® プラスター貼付で治療)
　a～d：82歳，男性(a：治療前，b：治療後1
　か月，c：治療後1年，d：治療後2年)
　e，f：57歳，男性(e：治療前，f：治療後1
　年)

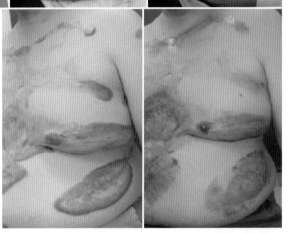

a	b
c	d

図 10.
ケロイド症例(エクラー® プラスター貼
付およびケナコルト®-注射)
エクラー® プラスターに注射を3回
　a，b：56歳，女性(a：治療前，b：
　治療後1年)
　c，d：49歳女性(c：治療前，d：治
　療後1年)

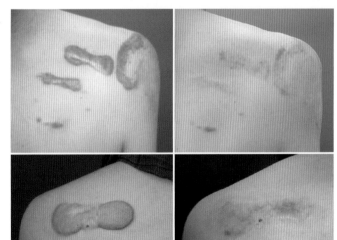

3．原因に対する治療法

A．ニキビに対する治療

　ケロイドの最大の原因となっているのが，ニキビであり，このコントロールはとても重要となる．

　下顎ケロイド，胸部ケロイド，背部ケロイドな

どニキビが依然としてできている中で，ケロイドが多発している症例が多い(図2).

　そのため，エクラー® プラスター貼付に加え，①ニキビをできにくくする過酸化ベンゾイルやアダパレンのゲル・ローション(ベピオ® ローショ

ンやディフェリン®ゲル）による治療，②できて
しまったニキビに対する抗生剤外用（ゼビアック
ス®ローション，ダラシン®ゲルなど）や内服（ビブ
ラマイシン®，どうしても治らない場合はクラ
ビット®など）を合わせて行うことはとても重要
である．もしケロイド近傍にニキビができた際
は，エクラー®プラスターはあくまでニキビを避
けて貼付し，稀にエクラー®プラスター貼付によ
り周囲にニキビが多発してしまう場合は貼付の頻
度や中止も検討する必要がある．

また，重症のニキビがコントロールできていな
い場合には，本邦では保険適用となっていない
が，イソトレチノイン内服治療も副作用に十分注
意しながら検討し得る[12]．

B．熱傷・外傷に対する治療

熱傷・外傷の深達度が深いと肥厚性瘢痕となる
リスクが高くなる．そのため，熱傷に際しては適
切な初期治療によって，できるだけ早期治癒を目
指すことが重要である．これらの詳細については
他稿[13]を参照されたい．

また術後創部の管理において，術後テーピング
などで固定することは異常瘢痕予防に重要である
が，もし創部のしこりや硬さが出るなど，異常瘢痕
化する徴候が出た際には，早い段階でエクラー®
プラスターの貼付を検討すると異常瘢痕予防につ
ながると考えている．

まとめ

異常瘢痕（ケロイド・肥厚性瘢痕）に対する薬物
療法において，副腎皮質ステロイドテープ剤貼付
が第１選択となる．刺激性接触皮膚炎などの副作
用がある際は副腎皮質ステロイド外用との併用で
貼付頻度の調整を行うか，外用への切り替えを行
うことを検討する．これらの治療で病変の硬さが
減少してきた際には，副腎皮質ステロイド注射を
併用することで，更に改善を期待することができ
き，治療期間の短縮を図ることができる．ケロイ
ドの場合は，ニキビが原因となることが多く，そ
のコントロールも合わせて重要となる．

参考文献

1) Gurtner, G. C., et al.：Wound repair and regeneration. Nature. **453**：314-321, 2008.
2) Akaishi, S., et al.：The relationship between keloid growth pattern and stretching tension：Visual analysis using the finite element method. Ann Plast Surg. **60**：445-451, 2008.
3) Dohi, T., et al.：The interplay of mechanical stress, strain, and stiffness at the keloid periphery correlates with increased caveolin-1/ROCK signaling and scar progression. Plast Reconstr Surg. **144**：58e-67e, 2019.
4) Ogawa, R., et al.：The relationship between skin stretching/contraction and pathologic scarring：the important role of mechanical forces in keloid generation. Wound Repair Regen. **20**：149-157, 2012.
5) Ogawa, R., et al.：Diagnosis and treatment of keloids and hypertrophic scars—Japan Scar Workshop Consensus Document 2018. Burns Trauma. **7**：39, 2019.
6) Fitzpatrick, T. B., Gilchrest, B. A.：Dimple sign to differentiate benign from malignant pigmented cutaneous lesions. N Engl J Med. **296**：1518, 1977.
7) 川井　章ほか：軟部腫瘍診療ガイドライン2020 改訂第3版．南江堂，2020.
8) Goutos, I., Ogawa, R.：Steroid tape：A promising adjunct to scar management. Scars Burn Heal. **3**：2059513117690937, 2017.
9) Morelli Coppola, M., et al.：Triamcinolone acetonide intralesional injection for the treatment of keloid scars：patient selection and perspectives. Clin Cosmet Investig Dermatol. **11**：387-396, 2018.
10) トラニラスト研究班：ケロイドおよび肥厚性療痕に対するトラニラストの臨床評価—ヘパリン類似物質軟膏を対照とした二重盲検比較試験—．西日皮膚．**54**(3)：554-571，1992.
11) Suzawa, H., et al.：The mechanism involved in the inhibitory action of tranilast on collagen biosynthesis of keloid fibroblasts. Jpn J Pharmacol. **60**：91-96, 1992.
12) Vallerand, I. A., et al.：Efficacy and adverse events of oral isotretinoin for acne：a systematic review. Br J Dermatol. **178**：76-85, 2018.
13) 仲沢弘明編：【特集：熱傷の局所治療マニュアル】．PEPARS. **155**：1-90，2019.

PEPARS No.206：33-39, 2024

◆特集／形成外科的くすりの上手な使い方

腋窩多汗症・腋臭症に対する薬物療法

皐月 玲子*

Key Words：原発性腋窩多汗症(primary axillary hyperhidrosis)，腋臭症(osmidorosis)，Hyperhidrosis Disease Severity Scale；HDSS，抗コリン外用薬(topical anticholinergics)，A 型ボツリヌス毒素(botulinum toxin type A)

Abstract 原発性腋窩多汗症は，エクリン腺の機能亢進により生じ，過剰な発汗が明らかな原因がないまま 6 か月以上認められ，診断基準に 4 項目以上該当すると診断される．治療方法は，エクロック® ゲルをはじめとする抗コリン外用薬と塩化アルミニウムの外用が第 1 選択である．抗コリン外用薬は侵襲性がなく，副作用も少なく，患者自身の塗布のみで改善が得られる．第 2 選択として A 型ボツリヌス毒素があり，国内外において推奨度が高い治療で，健康保険が適用される．発汗抑制効果は高いが，痛みを伴うことと，4～9 か月で効果がなくなることが問題となり得る．

対して，腋臭症は，アポクリン腺の機能亢進と皮膚常在菌によるにおい原因物質の産生によるが，多汗症と合併する場合や，多汗に伴うにおいの可能性もあり，多汗症の治療をすることで症状改善が得られる場合もある．

これらのワキ汗疾患に対し，病態や診断方法，薬物療法を中心とした治療方法について概説する．

はじめに

明らかな原因疾患がないのにも関わらず，頭部や顔面，手掌，足底，腋窩などの局所に，日常生活に支障をきたすほどの大量の発汗を生じる状態を原発性局所多汗症と言い，そのうち，腋窩に多汗を生じる状態を原発性腋窩多汗症と言う．原発性局所多汗症診療ガイドラインが 2023 年に改訂され，腋窩に対する治療方法は，それまで単独で第 1 選択だった塩化アルミニウムの外用に加え，抗コリン外用薬が追加となった．抗コリン外用薬は，2020 年にエクロック® ゲル(ソフピロニウム臭化物ゲル，科研製薬株式会社)が日本初の保険適用の原発性腋窩多汗症を適応症とする外用薬として世界に先駆けて発売され，次いで，2022 年ラピフォート® ワイプ(グリコピロニウムトシル酸塩

水和物，マルホ株式会社)が発売となり，一気に治療の選択肢が広がった．また，第 2 選択として，A 型ボツリヌス毒素による局注がある．多汗の部位が複数存在する場合や，1 つの治療選択肢では十分な汗のコントロールが困難な場合，または侵襲度や治療費用負担などから，治療方法は患者に合わせて選択することができる．

鑑別すべき疾患として腋臭症がある．腋臭症は，アポクリン腺の機能亢進と皮膚常在菌によるにおい原因物質の産生により特有のにおいを生じる．治療は，多汗症がエクリン汗腺からの発汗量を減らすことが唯一の手法であるのに対し，腋臭症はアポクリン腺からの発汗量を減らすのが主な治療ではあるが，細菌数を減らす，においを抑制するなどの手法も有効とされる[1]．このように，両疾患はいずれもワキ汗の疾患ではあるが病態や治療方法が違うので，それぞれについて理解を深めることが必要である．

本稿では，これらの「ワキ汗疾患」に対する治療につき，薬物治療を中心に概説する．

* Reiko SATSUKI, 〒662-0931 西宮市前浜町4-3 西宮渡辺脳卒中・心臓リハビリテーション病院形成外科・美容医療センター，センター長

表 1. 原発性腋窩多汗症の診断基準

① 最初に症状が出るのが 25 歳以下であること
② 対称性に発汗が見られること
③ 睡眠中は発汗が止まっていること
④ 1 週間に 1 回以上多汗のエピソードがあること
⑤ 家族歴が見られること
⑥ それらによって日常生活に支障をきたすこと

（文献 2 より引用）

表 2. 多汗症疾患重症度評価尺度（HDSS）

① 発汗は全く気にならず，日常生活に全く支障がない
② 発汗は我慢できるが，日常生活に時々支障がある
③ 発汗はほとんど我慢できず，日常生活に頻繁に支障がある
④ 発汗は我慢できず，日常生活に常に支障がある

（文献 3 より引用）

原発性腋窩多汗症について

1．病　態

　原発性腋窩多汗症は，明らかな器質的原因がなく多汗が両腋窩に限局するものであり，その機序は神経終末においてアセチルコリンがエクリン汗腺のムスカリン受容体サブタイプ 3 と結合することにより起こる．多汗症患者の汗腺は健常者と比較して汗腺数や大きさなど組織病理学的な異同はなく，汗腺の発汗機能亢進によると考えられている[2]．

　多汗症は，腋窩だけなく手掌や足底，頭部・顔面にも生じ，それらは合併することも多く，特に腋窩多汗は手掌多汗を伴うことが多い．

2．診　断

　問診から基礎疾患の有無を確認したのち，明らかな原因がないまま腋窩に過剰な発汗が 6 か月以上認められ，診断基準の 6 症状のうち 2 項目以上当てはまる場合，原発性腋窩多汗症と診断する（表 1）[2]．注意すべき基礎疾患として，悪性腫瘍や感染症，甲状腺機能亢進症などの内分泌疾患，更年期障害，自律神経障害，薬剤性などが挙げられるが，これらの多くは全身性の発汗であり，また脊髄神経障害による局所多汗症では左右差がある

ことが多い．さらに，エクリン母斑などの皮膚病変による局所多汗では，病変部やその周囲に発汗が観察されるため，発汗部位の皮膚変化を確認しておくことも必要である．このように，基本的な問診や診察を行い，診断基準を注意深く当てはめることによって，多くの続発性多汗症を鑑別することができる．

3．重症度判定

　重症度の評価は，自覚症状により 4 つに分類した多汗症疾患重症度評価尺度（Hyperhidrosis disease severity scale；以下，HDSS）が有用である（表 2）[3]．HDSS 3 以上が重症とされている．

　HDSS は多汗がどれくらい日常生活に支障があるかを評価するものであり，重症度の評価は汗の量や程度で決まるものではない．また，局所多汗症治療は患者本人が困らなければ治療を行う必要はなく，患者自らの希望により治療は開始される．

4．治　療

　2023 年，原発性局所多汗症診療ガイドラインが改訂され，これまで腋窩に対する治療の第 1 選択は塩化アルミニウムの外用のみであったが，今回塩化アルミニウムの外用に抗コリン外用薬が追加となり，「効果により相互使用」となった[2]．そのほか薬物治療として，A 型ボツリヌス毒素局注，

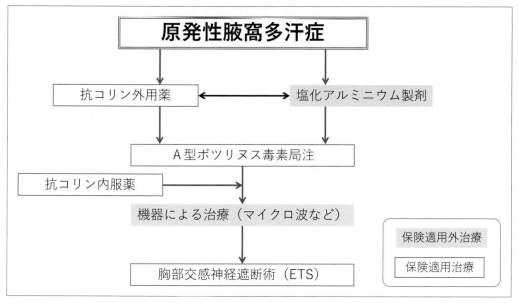

図 1. 原発性腋窩多汗症のアルゴリズム

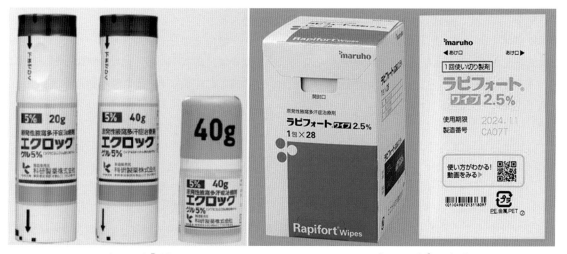

a．エクロック® ゲル　　　　　　b．ラピフォート® ワイプ

図 2. 抗コリン外用薬

抗コリン内服薬などが挙げられる(図1).根治的治療を目指す方法として,胸腔鏡下胸部交感神経遮断術は,劇的な治療効果が期待できるものの代償性発汗が問題であり,また,分泌部を切除する手術は,近年では選択されることはごく稀である.そのため,保険適用外ではあるが,マイクロ波により非手術的に汗腺を破壊する治療法が普及しつつある.

このように,必ずしも保険適用の有無のみで治療方針を決定することはできず,これらの選択肢の中から患者にとって侵襲が少なく,治療費用負担が少ないものから段階的に進めることが推奨される.

A．抗コリン外用薬

抗コリン外用剤は,エクリン汗腺のムスカリン受容体サブタイプ3を介したコリン作動性反応を阻害することで発汗を抑制する薬剤で,1日1回両腋窩に外用することで効果を発揮する.

現在,エクロック® ゲルとラピフォート® ワイプが健康保険適用として処方可能となっている(図2).エクロック® は,日本で初めて原発性腋窩多汗症に対する保険適用の抗コリン外用剤として発

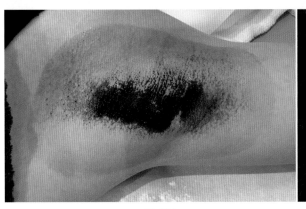
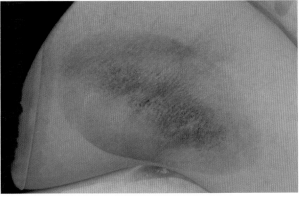

a．治療前　　　　　　　　　　　　　　b．エクロック®投与6週後

図 3. Minor 法による発汗の評価

（文献 4 より引用）

売された．1日1回両腋窩に外用することで効果を発揮する（図3）．HDSS が3以上の原発性腋窩多汗症患者10名に行った臨床試験では，発汗減少効果の発現までの日数は平均8.4日，中央値7日で，6週間経過観察が可能だった8例全例で HDSS の低下を認めている[4]．副作用として，適用部位紅斑と掻痒感などがあるが，いずれもその頻度は低く，安全性は高い．ラピフォート®も同様の作用機序を持つ薬剤で，剤形が異なることが最大の違いであるが，いずれも抗コリン作用を持つ薬剤であり，閉塞隅角緑内障や前立腺肥大症は症状悪化の可能性があるため禁忌とされている．エクロック®に含まれるソフピロニウム臭化物ゲルは，血中ですぐ非活性化するため全身性の副作用の発現頻度は低いとされ，また，使用時に手に薬剤が付着した状態で目を触るなどして散瞳することを防ぐため，薬液が手につきにくいボトル形状となっている．ラピフォート®は，薬液が浸漬した不織布を腋窩に塗布することで使用する形状で，使い切り包装のため衛生的で，持ち運びに便利だが，使用した後は必ず手を洗う必要がある．また，臨床試験の対象年齢が，エクロック®が12歳以上，ラピフォート®が9歳以上であったが，エクロック®を9〜14歳の小児に使用し，新たに注意喚起が必要な副作用は認められず有効であったとの報告もある[5]．なお，抗コリン外用薬を投与開始する際は，診療情報明細書に HDSS を記載

する必要があり，HDSS 3以上の患者への処方が勧められる．

B．塩化アルミニウム

塩化アルミニウムは，ムコ多糖類と金属イオンが合成した沈着物が上皮管腔細胞に障害を与え，表皮内汗管を閉塞することにより発汗抑制をきたす．長期に表皮内汗管がダメージを受け続けることで，分泌細胞の機能的，構造的変性が起こり分泌機能を失うため，継続した外用が望ましい．塩化アルミニウムは現在，保険適用のある外用薬がなく，多くの皮膚科クリニックでは院内製剤として処方されており，どこででも扱えるわけではないのが難点である．塩化アルミニウムを含有した医療用制汗剤（Perspirex®，デンマーク Riemann A/S 社）を販売している施設もある．副作用として，刺激性接触皮膚炎がありその頻度はやや高いが，濃度を薄める，または休薬の上ステロイド軟膏の外用をするなどにより軽快する．

腋窩多汗症に対しては抗コリン外用薬が優先して使用されることが多く，腋窩以外の多汗を併発している場合や，低年齢患者，妊婦・授乳婦など抗コリン外用剤を使用できない場合，抗コリン外用剤だけでは汗のコントロールが困難な場合に，併用または単剤で使用する．

C．A 型ボツリヌス毒素

A 型ボツリヌス毒素は，神経終末におけるアセチルコリンの放出を阻害し神経から汗腺への情報

表 3. A 型ボツリヌス毒素治療前の説明事項

- ボツリヌス菌が作り出す A 型ボツリヌストキシンという天然のタンパク質を有効成分とする薬である.

- 薬の効果は 2, 3 日〜2 週間で現れ, 通常 4〜9 か月持続する. 時間が経つにつれ注射前の状態が再び現れる.

- 治療を続けていくうちに, 体内にごく稀に抗体が作られ, 効果が減弱する可能性がある.

- 投与後 4〜9 か月の間に呼吸困難, 脱力感などの体調の変化が現れた場合は医師に申し出る.

- 以下の場合は施術できない.
   ① 全身の筋肉の脱力などの病気
   ② 妊娠中・授乳中. 妊娠する可能性がある場合は, 最終投与後 2 回の月経を経るまでは避妊する.

- 男性の場合, 最終投与後 3 か月は避妊する.

- 使用中の薬剤がある, 喘息などの慢性的な呼吸器疾患, 緑内障がある場合は医師に申し出る.

- 他の医療施設でボツリヌストキシンの投与を受けた場合は投与日・投与量を医師に申し出る.

- 代償性発汗, 四肢痛, アナフィラキシーショック, 血清病, 嚥下困難, 呼吸障害, 痙攣発作など副作用の可能性がある.

伝達を遮断することで発汗を抑制する. 我が国においてA型ボツリヌス毒素製剤として, ボトックス®注用 50 単位および 100 単位（グラクソ・スミスクライン株式会社）とボトックスビスタ®注用 50 単位（アッヴィ合同会社）が承認されているが, その内容物は同じもので, ともにアラガン社（米国）が製造している. ボトックス®は 2012 年より重度の原発性腋窩多汗症に保険適用となったが, 腋窩以外の原発性局所多汗症には保険適用外である. 使用の際には講習・実技セミナーを受講することが必須である. ボトックスビスタ®は, 65 歳未満の成人の眉間の表情ジワに対し承認されており, 保険適用はないが, 腋窩多汗に対しボトックスビスタ®や他の A 型ボツリヌス毒素製剤を使用している施設も多い. なお, 施注に際し, ボトックス®を用いた原発性腋窩多汗症の治療に対する主な診療報酬は, 腋窩多汗症注射（片側につき）200 点となっている.

　A 型ボツリヌス毒素による治療に際しては, 注意事項を説明し, 同意書を取得する（表 3）. 同意書はグラクソ・スミスクライン社が用意しているものを使用している. 薬剤は両腋窩用として, ボトックス®100 単位を 4 mL の生理食塩水に溶解し, 2.5 単位/0.1 mL として調整する. 注入範囲は Minor 法で確認するのが理想的ではあるが, 煩雑であるため, 通常筆者は腋毛の発毛範囲を中心

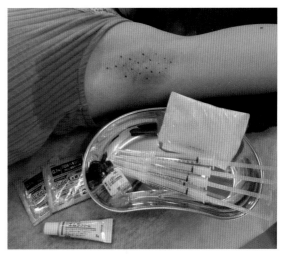

図 4. A 型ボツリヌス毒素の施注
腋窩に 20 か所施注部位をデザインし, ボトックス®を 1 か所につき 0.1 mL ずつ施注する.

に, 1〜2 cm 間隔に片側につき 20 か所マーキングを行っている（図 4）. 効果を均一にするため, 注射部位を等間隔にジグザグに配置するとよい. 1 mL シリンジと 30 G 程度の針を使用し, 1 か所につき 0.1 mL ずつマーキングを避けて膨疹を作るように皮内注を行う. 注入時の疼痛コントロールについては, 通常アイスパックによる冷却で行うが, 施注前にエムラ®クリームなどを使用すると疼痛は軽減される. アルコールで効果が減弱するので, 消毒の後は十分乾燥させてから施注するか, 非アルコール性の消毒薬を使用する. 注射終

了後，使用した物品は毒素の失活を行った後廃棄する．

治療効果は2，3日で出現し，2週間程度で安定し，4～9か月効果が持続する．再投与は，中和抗体産生のリスクを低減するため，4か月以内は行わないようにしている．当院では，1年に1回，夏前の時期に施注を行う患者が多い．また，夏はボトックス®を行い，冬は抗コリン剤を使うということも可能である．抗コリン外用薬とボトックス®の発汗抑制効果について単純比較はできないが，エクロック®で症状改善が得られなかった患者に，エクロック®を中止しボトックス®の施注を行ったところ，発汗抑制が得られたという報告がある[4]．

D．抗コリン内服薬

本邦で唯一多汗症の保険適用となっている内服薬が，プロパンテリン臭化物（プロ・バンサイン®，ファイザー株式会社）である．これは胃薬や降圧薬として古くから用いられている薬剤で，交感神経節の遮断作用を持ち，全身の発汗を抑制する．腋窩多汗症に対しては，外用療法やA型ボツリヌス毒素局注が無効の症例にのみ勧められ，外用剤など他の治療と併用することが多い．15 mg錠を1日3から4回経口投与するが，即効性があるため適時服用とするのもよい．禁忌は，閉塞隅角緑内障や前立腺肥大症による排尿障害，重篤な心疾患，麻痺性イレウスである．全身的な副作用として視機能障害や頭痛，眠気，口渇，便秘などの抗コリン作用を生じる頻度が高く，服薬時の注意事項として自動車の運転など，危険を伴う機械の操作に従事させないことが記載されている．

腋臭症

1．病　態

腋窩部から特有の臭いを生じる体質を腋臭症という．アポクリン腺は外耳道，腋窩，乳輪部，外陰部に分布し，その汗は無臭だが，含まれる中性脂肪や脂肪酸，たんぱく質，アンモニア，鉄分などが皮脂とともに皮膚表面の常在細菌によって分解されることで臭いを発する[6]．その臭いは7タイプに分類され，日本人男性ではM型（ミルク様），C型（カレーのスパイス様），A型（酸臭）の3タイプで全体の90％以上を占める[7]．C型とA型は腋臭強度が強く，特にC型の男性は腋臭強度，不快度が高い．腋臭症患者のアポクリン腺は非腋臭症患者のものと比較して組織学的に発達しており，分泌量が多く，分泌される汗の成分が異なる．腋臭症患者の80％に湿性耳垢が認められ，家族性があり，顕性遺伝に従うことが多い[8]．

2．診　断

診察に際し，耳垢の性状，家族歴の確認が重要である．腋臭症と腋窩多汗症は高率に合併するため，汗の量で困っているのか，においで困っているのか，あるいは両方か（あえて言えばどちらの方が気になるか）の聞き取りを行う．においに関する簡便な検査として，ガーゼテストがある．制汗剤などを使用しない状態で，患者の腋窩にガーゼを数分間はさみ，場合によって汗を促す運動をさせた後，医療関係者の複数人の嗅覚で判断し，腋臭の程度を5段階に分類する．患者側と医療側の判定度がおおむね一致すれば問題ないが，極端に分かれる場合は自己臭症を念頭に置き，精神科的治療が必要なこともある．

3．治　療

腋臭症治療の基本は，アポクリン腺を除去する外科的方法とマイクロ波などを用いて皮膚切開を介さずアポクリン腺を破壊する方法であり，確実な治療効果と持続性を期待できる．腋窩多汗症を合併している場合やダウンタイムのない治療を希望される場合は，前述のように多汗症治療に準じた薬物治療から行うのがよい．多汗に伴うエクリン汗臭については多汗症治療で改善が見込め，腋臭症であっても多汗症治療を行うことで腋窩が乾燥傾向になり，二次的に腋臭を減弱させる効果が期待できる．そのほか，皮膚常在菌によるにおい原因物質の産生を抑制する目的で消毒薬含有製剤が用いられることもあるが，継続的な使用が必要である[9]．そのほか，殺菌成分である塩化ベンザ

ルコニウムやイソプロピルメチルフェノール，制汗成分のクロルヒドロキシアルミニウム，消臭成分のミョウバンなどが含まれた制汗剤や石鹸，デオドラント剤などが市販されている．

おわりに

多汗症治療は，抗コリン外用剤の出現によって治療の幅が広がり，ワキ汗を主訴に受診する患者数は急増した．また，同じワキ汗疾患である腋臭症も，まず多汗症治療を行うことによって非侵襲的に症状改善を得られることも多くなっている．形成外科医が手術以外の治療方法についても知識を広げ，患者に合った治療を選択して提供することで，1人でも多くワキ汗で困る患者が減少することを期待する．

参考文献

1) 細川　亙ほか：腋臭症と腋窩多汗症―要因と各種治療法の概略―．最新の腋窩多汗症・腋臭症治療．形成外科．**66**：139-144，2023
   Summary　ワキ汗疾患である多汗症と腋臭症について，両疾患の違い，両汗腺の違いなどから考えられる治療方法の考え方が系統立てて解説されている．

2) 藤本智子ほか：原発性局所多汗症診療ガイドライン 2023 年改訂版．日皮会誌．**133**：157-188，2023．
   Summary　多汗症に対する最新のガイドライン．初めて抗コリン外用薬が原発性腋窩多汗症治療の第 1 選択として記載された．

3) Strutton, D. R., et al.：US prevalence of hyperhidrosis and impact on individuals with axillary hyperhidrosis：results from a national survey. J Am Acad Dermatol. **51**：241-248, 2004.
   Summary　原発性腋窩多汗症の重症度の基準で

あるHDSSが提唱された．

4) 皐月玲子：原発性局所多汗症に対するソフピロニウム臭化物ゲルの使用経験と有効性の検討．日形会誌．**43**：109-115，2023．
   Summary　原発性腋窩多汗症患者に対するエクロック®ゲルの治療効果をHDSS，HDSM-Ax スコアを用いて評価し，有効性を認めた．

5) 後藤康文，二瓶達也：小児の原発性局所多汗症におけるソフピロニウム臭化物ゲル（エクロック®ゲル）の有効性と安全性．診療と新薬．**60**：89-92，2023．
   Summary　9〜14 歳の 15 名の原発性腋窩多汗症患者にエクロック®を使用し，HDSS の改善効果を認め，注意喚起が必要な副作用発現は認められなかった．

6) 腋臭（ワキガ臭）とはどういうものか？　臭いの生じる原因．腋臭症・多汗症治療実践マニュアル．細川　亙ほか編．4-7，全日本病院出版会，2012．

7) 遠藤祐子，臼倉　淳：消毒薬で腋臭の原因菌を減らす　1）Part. 1―腋窩常在菌の制御による腋臭予防と緩和―．Step by Step で進める腋臭症・腋窩多汗症治療．形成外科．**59**：S44-S49，2016．
   Summary　腋臭症の臭いの種類と原因物質，特に日本人の 7 つの腋臭分類について記載されている．

8) 坂井靖夫：腋臭症の重症度・患者背景に応じた治療方針の選択．Step by Step で進める腋臭症・腋窩多汗症治療．形成外科．**59**：S30-S33，2016．
   Summary　腋臭症の診断に際し，湿性耳垢が *ABCC11* 遺伝子の 1 塩基多型に起因し顕性遺伝を呈することから，耳垢の性状と家族歴の確認が重要である．

9) 武田　啓ほか：腋臭症診療ガイドライン．形成外科診療ガイドライン 2021 年版．日本形成外科学会ほか編．337-352，金原出版，2021
   Summary　腋臭症の最新のガイドライン．腋臭症に対する保存的治療法として，消毒薬含有製剤や制汗デオドラント剤の有効性が言及されている．

PEPARS　No.206：40-48, 2024

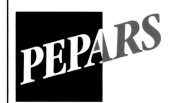

◆特集／形成外科的くすりの上手な使い方

痛みを伴う処置に対する安全な鎮静・鎮痛薬の選択とエビデンス

秋山　豪*

Key Words：処置時の鎮静・鎮痛（procedural sedation and analgesia），鎮静薬（sedative），鎮痛薬（analgesics），拮抗薬（antagonist），モニタリング（monitoring）

Abstract　　形成外科の日々の診療の中で，痛みを伴う処置において患者が疼痛や苦痛を訴えることがある．近年，本邦において鎮静に関するガイドラインは徐々に増加しているものの処置時の鎮静や鎮痛（procedural sedation and analgesia；以下，PSA）に関する明確なガイドラインは存在しない．本稿では欧米のガイドラインも参考に安全で効果的な PSA と使用される代表的な薬剤に関して記述した．PSA とは侵襲を伴う処置の際に，不安や恐怖の軽減・処置中記憶の健忘・疼痛コントロール・体動の抑制を目的として行われる鎮静・鎮痛を指し，今日の臨床では主に非麻酔科医によって日常的に広く実施されている．2018 年に米国麻酔科学会より発表された「処置目的の中等度鎮静ガイドライン」では ① 前評価，② モニタリング，③ 鎮静担当者と緊急対応システム，④ 鎮静薬・鎮痛薬の投与原則，⑤ 回復期のケアに関する推奨を提示している．安全で効果的な PSA を行うためには薬剤についての知識に加え上記の項目に注意する．

はじめに

日々の診療での痛みを伴う処置において，患者が疼痛や苦痛を訴えることがある．本邦においては鎮静に関するガイドラインは近年増加しているものの処置時の鎮静や鎮痛に関する明確なガイドラインは存在しない[1]．本稿では安全で効果的な処置時の鎮静・鎮痛（procedural sedation and analgesia；以下，PSA）と代表的な薬剤に関して欧米のガイドラインも参考に考察した．

PSA の概要

PSA とは侵襲を伴う処置の際に，不安や恐怖の軽減・処置中記憶の健忘・疼痛コントロール・体動の抑制を目的として行われる鎮静・鎮痛を指し，主に非麻酔科医によって日常的に広く実施されている．適切に実施されれば患者の苦痛を緩和させることができるが，鎮静深度には明確な境界は存在せず，軽度〜全身麻酔まで一連のものである（表 1）．米国麻酔科学会（American Society of Anesthesiologists；以下，ASA）は 2002 年に非麻酔科医が実施する PSA のためのガイドライン（以下，ASA-SED）[2]を策定しており，鎮静深度は中等度までにとどめるよう提言している．このガイドラインでは特定の鎮静対象が示されておらず侵襲的処置を伴わないものにも適用されていた．2018 年には処置時の鎮静に特化したガイドライン（ASA-SED 2018）[3]が新たに発表されたが，ここでも中等度鎮静が安全性の高い鎮静深度と記載

* Goh AKIYAMA, 〒113-8602　東京都文京区千駄木 1-1-5　日本医科大学付属病院形成外科,
病院講師

表 1．米国麻酔科学会（ASA）における鎮静と全身麻酔の分類と定義

	最小鎮静	中等度鎮静	深鎮静	全身麻酔
反応性	呼びかけに正常に反応	呼びかけ，接触刺激で合目的的に反応	繰り返しの有痛性刺激後に合目的的に反応	有痛性刺激で未覚醒
気道	影響されない	介入不要	介入が必要なことがある	しばしば介入が必要
自発呼吸（換気）	影響されない	適切	不十分なことがある	頻繁に不十分
心血管機能	影響されない	通常維持	通常維持	障害されることがある

表 2．ASA-PS 分類（ASA Physical Status Classification System）

ASA 分類	定 義	例
ASA Ⅰ	健康な患者	健康で喫煙がなく飲酒も少ない
ASA Ⅱ	軽微な全身疾患を持った患者	軽度の肺疾患（喘息など），コントロールされた高血圧・糖尿病，貧血，肥満（30＜BMI＜40），喫煙者，飲酒者，妊婦
ASA Ⅲ	重篤な全身疾患を持った患者	コントロール不良な糖尿病・高血圧，COPD，肥満（40≦BMI），活動性肝炎，ペースメーカー留置，EF 低下，維持透析，発症後 3 か月以上経過した心筋梗塞・脳卒中・TIA・冠動脈疾患ステント留置
ASA Ⅳ	生命の危険を伴う全身疾患を持った患者	発症 3 か月以内の心筋梗塞・脳卒中・TIA・冠動脈疾患ステント留置，虚血性心疾患罹患中，重症弁膜症，EF の著明な低下，敗血症，DIC，急性肺障害，維持透析されていない慢性腎不全
ASA Ⅴ	手術なしでは生存不可能な患者	大動脈破裂，重症外傷，占拠性病変を伴う頭蓋内出血，重篤な血管病変による腸管虚血，多臓器不全
ASA Ⅵ	脳死移植のドナー	脳死患者

されている．中等度までの鎮静であれば通常は呼吸・循環における抑制・危機的な問題が起こりにくいため，PSA の安全性が担保され得る（表3）．2018 年には欧州の麻酔科学会からの PSA に関するガイドライン[4]も発表された，ここでは麻酔科医に依頼すべき患者，実施時の注意点，実施者のトレーニングなどについてまとめられている．また，2019 年には緊急時の PSA に関するガイドライン[5]が発表された，予定外あるいは緊急で行う場合に推奨される内容，必要なスキルについてまとめられている．

PSA の実際

ASA-SED 2018 における PSA の概要を以下に示す．重要点は以下の5つである．

1．前評価

事前の綿密な病歴聴取と検査を推奨している．気道評価や既往歴・麻酔歴の聴取，全身状態の把握など詳細な術前診察をあらかじめ行う必要がある．またリスクの低い症例でも，不測の事態に備えて事前に麻酔科医と連携を取っておくことが望ましく，特に気道確保困難が予想される場合や，高リスク症例（ASA-PS 分類で Class Ⅲ以上）（表2）では麻酔科管理を依頼すべきである．また利点と副作用についての説明および同意取得を強く推奨している．

2．モニタリング

中等度鎮静は時に深い鎮静や全身麻酔状態に陥るため全身麻酔と同様のモニタリングおよび緊急時対応の体制が必要である．モニタリングでは，パルスオキシメトリー・血圧計に加えてカプノグラムなどのモニタリングが基本となる．また患者自身の「口頭指示に対する反応」も重要である．

3．鎮静担当者と緊急対応

鎮静担当者を配置することも強調されている．求められる能力として「鎮静薬，鎮痛薬，拮抗薬の薬理学に習熟していること」，「無呼吸や気道閉塞の把握および迅速な救援起動能力」が挙げられる．緊急対応のシステムとしては，院内急変対応システムの整備が基本となる．緊急対応薬剤にはフル

表 3. 退室基準　modified PADSS（modified Post-Anesthesia Discharge Scoring System）

大項目	評　価	スコア
バイタルサイン	● 術前値の 20%以内の変動	2
	● 術前値の 20〜40%の変動	1
	● 術前値の 40%以上の変動	0
活動レベル	● 安定して歩行でき，ふらつきがない	2
	● 介助が必要	1
	● 動けない	0
嘔気・嘔吐	● 軽度（内服で改善）	2
	● 中等度（筋注で改善）	1
	● 重度（繰り返し治療しても持続）	0
痛　み	● 自制内である	2
	● 許容範囲を超える	1
創部出血	● 軽度（被覆材の交換不要）	2
	● 中等度（2 回までの被覆材の交換を要する）	1
	● 重度（3 回以上の交換が必要）	0

10 点満点，9 点以上で帰室可能

マゼニルやナロキソンなどの拮抗薬も含まれる．鎮静担当者は術野外で PSA に専従するが，非麻酔科医が PSA を行う場合は Basic Life Support（BLS）の資格を必須とし，できれば Advanced Cardiovascular Life Support（ACLS）保持者であることが望ましいとされている．また，禁忌でなければ補助酸素の使用が推奨されている．

4．薬剤の投与原則

投与原則としては，鎮静薬と鎮痛薬の使い分けが強調されている．静脈路投与を基本とし，十分な投与間隔を保つことを推奨している．

5．回復期のケア

回復期のケアと退室基準についても強調されている．回復室では，再鎮静や呼吸抑制のリスクがあるため，十分なモニタリングや蘇生器具，酸素投与の準備を行い，バイタルサインのモニタリングも重要である．退室基準としてよく用いられる modified PADSS を示す（表 3）[6]．

PSA で使用される代表的な薬剤について

鎮静薬の役割は，「不安を軽減し眠気を促すこと」で，鎮痛薬の役割は「痛みを緩和すること」であり，その使用目的は異なる．特に，深い鎮静を要する侵襲度の高い処置を行う場合は適切な鎮痛薬の併用が必須である．痛みは低酸素血症・低血糖・低血圧などとともに不穏の原因となり，鎮静管理の失敗を招き得る．適切な鎮静管理には十分な鎮痛が重要であり（鎮痛優先の鎮静：analgesia-first sedation），これにより鎮静薬の過量投与による種々の合併症を防ぐことができる[7]．

1．PSA で使用する薬剤について

A．薬剤投与から効果発現まで

鎮静薬や鎮痛薬に優劣はなく，ASA-SED 2018 においても特定の薬剤の使用を推奨していない．鎮静薬および鎮痛薬の標的臓器は中枢神経系であり，血中から中枢神経系へ薬剤が移行し，組織内での薬剤濃度が上昇することで効果が発現される．組織内の薬剤濃度が上昇し鎮静あるいは鎮痛効果が発現されるまでの時間を作用発現時間，組織内での濃度が最大となり効果が最大に発揮されるまでを最大効果時間，薬剤が代謝・排泄され組織内濃度が低下し効果が消失するまでを作用持続時間と呼ぶ．薬剤ごとに異なる上記の時間，特に最大効果時間を把握しておくことが肝要である．

B．過量投与を防ぐために

PSA における合併症の多くは薬剤の過量投与に起因する．以下の点に注意する．
① 標準体重をもとに薬剤の投与量を調節する．
② 少量・分割投与を基本とする．
薬剤の感受性や反応は個人差があり推奨投与量が必ずしも安全であるとは限らないので，少量・分割投与が安全である．

表 4. 鎮静薬の特徴

	ミダゾラム	プロポフォール	デクスメデトミジン
用法・用量	静注の場合 成人： 1〜2 mg（0.02〜0.04 mg/kg）2〜3分ごと 小児： 0.05〜0.1 mg/kg 2〜3分ごと	ボーラス投与の場合 用量： 初回量：0.5〜1.5 mg/kg 追加量：0.2〜0.5 mg/kg 30秒ごと	成人の使用法 導入時：6 μg/kg/hr（10分間） 維持量：0.2〜0.7 μg/kg/hr
実際の投与例	規格：10 mg/2 mL 生食 8 mL に溶解し 合計 10 mL（1 mg/mL） 1〜2 mL（1〜2 mg）を緩徐に静注	規格：200 mg/20 mL 初回ボーラス量：2.5〜7.5 mL（25〜75 mg） 追加量：1〜2.5 mL（10〜25 mg）	規格：200 μg/2 mL 生食 48 mL に溶解し合計 50 mL（4 μg/mL） 導入時：75 mL/hr 10分間 維持量：2.5〜8.75 mL/hr
作用発現時間	1〜2分	10〜20秒後	15分間
最大効果時間	2〜3分	30〜60秒後	―
作用持続時間	30分間	5分	―
禁忌・注意事項	• アルコール依存患者	• 卵/大豆アレルギー • 小児への長期大量投与	• 本剤の成分に対し過敏症の既往のある患者

③ 追加投与は最大効果時間を待ってから行う．
最大効果時間を待たずして追加投与をした際には合併症を引き起こす頻度が高くなる．

2．各薬剤の特徴

A．代表的な鎮静薬（表4）

1）ミダゾラム

本邦で広く使われるベンゾジアゼピン系鎮静薬で緩徐な入眠，緩やかな血圧低下，健忘作用を特徴としている．経粘膜投与も可能で静注ラインのない小児の鎮静などでも有用である．鎮痛作用はないため，鎮痛薬，局所麻酔薬の併用が必要になる．

`効能・効果`
• 麻酔前投薬
• 全身麻酔の導入および維持
• 集中治療における人工呼吸中の鎮静
• 歯科・口腔外科領域における手術および処置時の鎮静

`メリット`
• 調節性に優れ血圧低下が緩徐
• 健忘作用に優れており処置に対する恐怖心，不快感が強い場合に有効
• 経粘膜投与が可能なため緊急性の低い処置の際は有用

`デメリット`
• 舌根沈下による呼吸抑制，中枢性呼吸抑制をき

たすことがある．しかし，気道確保・補助換気などの介入で対応可能なことがほとんどである
• 高齢者・低心機能患者・循環血漿量減少患者で血圧低下をきたすことがある
• 脱抑制と呼ばれる不穏状態に陥ることがある．多くは追加投与で改善するがそれでも症状が改善しない場合は他の鎮静薬への変更を考慮する

2）プロポフォール

非常に速やかな意識消失と比較的速やかな覚醒が得られることを特徴とする鎮静薬である．手術時の麻酔導入・維持，集中治療での人工呼吸中の鎮静などに広く使用されている．

`効能・効果`
• 全身麻酔の導入および維持
• 集中治療における人工呼吸中の鎮静

`メリット`
• 速やかな鎮静効果の on と off，持続投与・追加投与を反復しても覚醒が遷延しづらい
• 鎮静時に問題になる嘔気・嘔吐に対して制吐作用を持つ

`デメリット`
• 適応は手術室，集中治療室での使用とされており処置時の使用は本邦では適用外である
• 循環抑制（血圧低下）が比較的大きく見られる
• 鎮痛作用はない
• 静注時の血管痛が問題になることがある

表 5. 鎮痛薬の特徴

	フェンタニル	麻薬拮抗性鎮痛薬 （ペンタゾシン，ブプレノルフィン）	ケタミン
用法・用量	成人： 50〜100 μg のちに 25〜50 μg を追加 小児： 1〜2 μg/kg のちに 1 μg/kg を追加	成人： ペンタゾシン　15〜30 mg を静注または筋中 ブプレノルフィン　0.2〜0.3 mg を筋注 乳児，小児への投与に対する安全性は確立していない．	静注（60秒かけて）：初期投与量：1〜2 mg/kg 追加投与：初回量の半量〜同量を追加 筋注：初期投与量：4〜6 mg/kg 追加投与：半量〜同量
作用発現時間	30 秒	2〜3 分間	1〜2 分
最大効果時間	2〜4 分間	15〜30 分後	3〜5 分
作用持続時間	20 分間	ペンタゾシン：3〜4 時間 ブプレノルフィン：4〜6 時間	30〜60 分
禁忌・注意事項	• 痙攣の既往のある患者 • 気管支喘息患者 • ナルメフェン塩酸塩水和物を投与中あるいは投与 1 週間以内の患者	• 頭蓋内圧亢進状態・呼吸抑制状態 • ブプレノルフィンは妊婦・肝機能障害を有する患者・ナルメフェン塩酸塩水和物を投与中の患者または投与中止後 1 週間以内の患者には禁忌	• 脳血管障害，脳圧亢進，高血圧，重症の心代償不全，痙攣の既往

• 速やかな意識レベル低下に伴い舌根沈下による上気道閉塞，中枢性呼吸抑制が起きることがある

• 小児へのプロポフォールの使用について人工呼吸中の鎮静など中長期的な使用については禁忌とされている

3）デクスメデトミジン

デクスメデトミジン（プレセデックス®）は，添付文書上で「処置時の鎮静」を記載している唯一の薬剤である．鎮静下でも刺激を与えることにより見当識を維持することが可能であり，呼吸抑制が少ないため人工呼吸管理以外でも投与可能とされている．また軽度の鎮痛作用も有している．ASA-SED 2018 では，ベンゾジアゼピン系薬剤の代替としてデクスメデトミジンが推奨されている．

効能・効果

• 集中治療における人工呼吸中および離脱後の鎮静

• 局所麻酔下における非挿管での手術および処置時の鎮静

メリット

• 見当識を維持しながら鎮静を行うことが可能

• 呼吸抑制が少ない

デメリット

• いずれの使用法においてもシリンジポンプによる持続投与が必要で導入に時間がかかる

• 本剤の投与により低血圧・高血圧・徐脈・心室細動などがあらわれ心停止に至るおそれがあるため，慎重な観察，モニタリングが必要である

• 冠動脈攣縮を誘発することがあり冠攣縮性狭心症の患者には使用を控える

• 鎮痛作用は軽度のため，疼痛を伴う処置時においては鎮痛薬の併用が必要

4）バルビツレート系薬剤

本邦ではバルビツレート系薬剤（イソゾール®，ラボナール®）も処置時の鎮静に用いられている．速やかな鎮静導入と覚醒を特徴としているが，持続投与時に著明に半減期が延長するため，持続投与また追加投与により覚醒遅延を起こしがちであり，調節性に劣るため PSA での使用は推奨されない．

B．代表的な鎮痛薬（表5）

1）フェンタニル

フェンタニルは強力な鎮痛作用を持つ合成オピオイドであり，小児では単剤で鎮静作用を発揮することもある．ペンタゾシン（ソセゴン®）やブプレノルフィン（レペタン®）などの麻薬拮抗性鎮痛薬と異なり，鎮痛効果の有効限界（天井効果）を持たず，強い鎮痛を要する処置の際にも追加投与により効果的な鎮痛作用を得ることができる．塩酸モルヒネも同様に麻薬性鎮痛薬であるが，最大効果到達時間が 10〜15 分と長くフェンタニルに比

べより呼吸抑制が起こりやすいため処置時の鎮痛には使いにくい.

- 全身麻酔, 全身麻酔における鎮痛
- 局所麻酔における鎮痛の補助
- 激しい疼痛(術後疼痛, 癌性疼痛など)に対する鎮痛

- 強力な鎮痛作用を持ち, 追加投与を行うことで強い疼痛を伴う処置にも対応可能である
- 比較的短時間で効果部位濃度が低下するため, 呼吸抑制の合併症をきたした際にも短時間で回復することが多い

- 処方に麻薬処方箋が必要である
- 呼吸抑制を認める. 他剤併用の相互作用の結果としてあらわれることが多いため, 鎮静薬と併用する際には注意が必要である
- 乳幼児では急速静注した際に胸郭のコンプライアンスが悪くなる鉛管現象に注意が必要である

2) 麻薬拮抗性鎮痛薬(ペンタゾシン, ブプレノルフィン)

鎮痛薬としてペンタゾシン(ソセゴン®, ペンタジン®)やブプレノルフィン(レペタン®)などの麻薬拮抗性鎮痛薬も挙げられる. 麻薬処方箋の発行が不要で中等度の鎮痛が期待できるため, 本邦では広く使用されている. 一方, 麻薬の取り扱いが異なる海外では使用される頻度は少ない. 鎮痛作用に有効限界(天井効果)があるため, PSA の使用には向いていない.

- 下記疾患ならびに状態における鎮痛(各種癌, 術後, 心筋梗塞, 胃・十二指腸潰瘍, 腎・尿路結石, 閉塞性動脈炎, 胃・尿管・膀胱検査器具使用時)
- 麻酔前投薬および麻酔補助

- 麻薬処方箋の発行が不要で, 中等度の鎮痛が期待できる

- 鎮痛作用に有効限界(天井効果)があること. 激しい疼痛を伴う処置, 比較的時間のかかる処置には推奨されない
- 作用持続時間が長く呼吸抑制・悪心・嘔吐の副作用が出た際に改善するまで時間がかかる
- 薬剤依存性にも注意が必要

3) ケタミン

ケタミン(ケタラール®)は大脳皮質機能を抑制し, 深層部分にある辺縁系機能を賦活化するため解離性麻酔薬と呼ばれる. 単剤で強力な鎮静・鎮痛・健忘作用を持つ. 薬効作用が発現している時, 閉眼せず発語や体動を認めることもある. 小児では見た目に完全な就眠・無動が得られるわけではなく保護者に動揺を与える場合があること, また成人では悪夢・性的な夢を見る可能性があり, 使用に際して特にインフォームド・コンセントが重要である.

製剤には静注用(10 mg/mL)と筋注用(50 mg/mL)があり注意を要する.

唾液の分泌が多くなるため, 気道閉塞の予防目的に硫酸アトロピン(0.01 mg/kg)を同時に投与することがある. ミダゾラムにはケタラール®の急性反応を予防するエビデンスがあり, 時に併用される[8].

- 手術, 検査および処置時の全身麻酔および吸入麻酔の導入

- 呼吸と反射が温存されること. 全身状態が不良な状況でも使いやすい
- 薬剤効果は用量に依存するため調整しやすい

- 自発的な体動を認めることがあり, 精密な作業を要する処置(顔面の縫合など)の際には注意が必要である
- 嘔吐(5%), 流涎(2%)を認め, 上気道の閉塞に注意が必要である
- 脳圧亢進作用があるため頭部外傷のある際には

使用禁忌とされている

- 喉頭痙攣，呼吸抑制の報告がある
- 平成19(2007)年より麻薬指定された

C．代表的な拮抗薬

特定の鎮静・鎮痛薬の薬効作用に拮抗する薬剤がある．過量投与に伴う合併症対応の際に使用を検討する．ただし合併症が起きた際には拮抗薬の投与よりもそれぞれの合併症に対する対応を優先する．いずれの拮抗薬も作用時間が短いため，時間をあけて再鎮静・再呼吸抑制が起きることがあり，注意を要する．

1）フルマゼニル(アネキセート®)

ミダゾラムに代表されるベンゾジアゼピン系薬剤の作用を一時的に拮抗することができる．ただし，ベンゾジアゼピン系薬剤よりも作用時間が短いため，再鎮静をきたすことがあり注意を要する．また意識状態が改善しても呼吸抑制が改善せず補助換気を要することもある．

効能・効果

- ベンゾジアゼピン系薬剤による鎮静の解除および呼吸抑制の改善

用法・用量

- 成人0.2 mg，小児0.01 mg/kg
- 作用発現時間　直後
- 作用持続時間　通常30〜60分
- 使用禁忌　慢性的なベンゾジアゼピン使用

2）ナロキソン

フェンタニルに代表される麻薬性薬剤の拮抗薬だが，非麻薬性鎮痛薬の拮抗も可能である．PSAにおいては麻薬によって生じた呼吸抑制の改善に使用される．低換気状態や意識状態の改善が期待されるが，作用時間がより短いため再鎮静，呼吸抑制の再出現に注意が必要である．また，鎮痛作用も同時に拮抗されるため注意を要する．

効能・効果

- 麻薬による呼吸抑制ならびに覚醒遅延の改善

用法・用量

- 成人0.2 mg，小児0.01 mg/kg
- 作用発現時間　直後

- 作用持続時間　20分
- 使用禁忌　激しい疼痛を訴える状況での使用は相対的禁忌

D．薬剤の併用について

中等度鎮静および鎮痛を得るために一般的には鎮静薬と鎮痛薬を併用する．その組み合わせについて記載する．

1）ベンゾジアゼピン系薬剤 + 麻薬拮抗性鎮痛薬

例)ミダゾラム + ペンタゾシン

麻薬処方箋が不要であるため使用しやすいが，上述のペンタゾシンの鎮痛の天井効果のため注意が必要である．中等度までの鎮痛を伴う処置で使用を検討する．

2）ベンゾジアゼピン系薬剤 + 麻薬性鎮痛薬

例)ミダゾラム + フェンタニル

麻薬処方箋が必要であるがミダゾラムの健忘作用により患者満足度が高く現在当科では主にこの2剤を使用している．Jamalらは，ミダゾラムとフェンタニルの併用群とケタラール®単独群を比較し，健忘・低酸素血症の合併・疼痛スコアに関して両者に有意差はなかったがケタラール®単独群で鎮静がより深かった，と報告している[9]．

3）デクスメデトミジン ± ベンゾジアゼピン系薬

例)デクスメデトミジン ± ミダゾラム

4）ケタミン + ベンゾジアゼピン系薬剤

例)ケタミン + ミダゾラム

ミダゾラムにはケタラール®の急性反応を抑制する報告があり，嘔吐を減少させる可能性がある[8]．

5）プロポフォール + 麻薬性鎮痛薬

例)プロポフォール + フェンタニル

6）ケタミン + プロポフォール

ケトフォールとも呼ばれ，いくつか報告がある．併用することでケタミン単独投与の際の興奮・嘔吐の頻度とプロポフォール単独投与の際の血圧低下・呼吸抑制の頻度を下げている．Jaliliらは，ケトフォールはプロポフォール単剤での使用に比べ呼吸循環合併症が有意に少ないと報告し

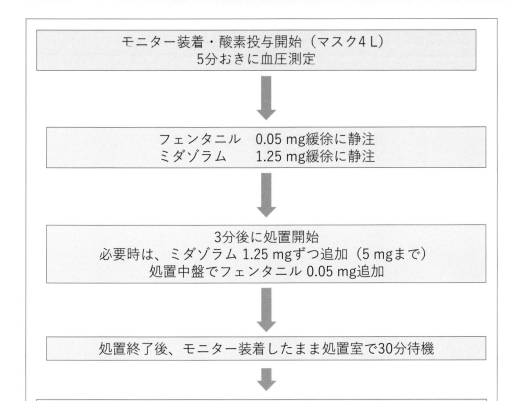

図 1. 当科での現在のプロトコール

た[10].　また Hu らは小児の PSA においてケタミン単剤での使用に比べ循環系・精神的合併症また嘔気嘔吐の頻度が低かったと報告している[11].　両者を混合して投与している報告が多いが，本邦ではケタミンの麻薬としての扱いもあるため分けて使用した方がよい.

当院でのプロトコール

最後に，当科での病棟処置時のプロトコールを提示する（図1）.　当初はミダゾラム・ペンタゾシンを使用していたが，5 例中 2 例で処置中の疼痛の訴えがあり，以後ミダゾラム・フェンタニルを主に使用している.　この 2 剤の薬剤は拮抗薬があるため，有事の際の対応がしやすいこと，また，他の薬剤として，ケタラール® については，鎮痛効果，健忘作用ともに有するものの気道分泌物が上昇するリスク，喉頭痙攣の報告があり気道合併症が起きた際の対応に病棟処置においては不安が

あること，また意識レベルの評価がしにくいことからミダゾラムを選択した.　プロポフォールについては，主な適応が手術室および ICU での使用となっており一般病棟での使用がしにくいことから選択肢から外している.　デクスメデトミジンについては，導入に時間がかかるため現在メインで使用することはないが，ASA-SED 2018 ではベンゾジアゼピン系の代替薬として推奨されており今後使用経験を重ねたい.　最近の症例を表6に提示する.　ミダゾラムの健忘作用のため患者満足度が高く，処置中の疼痛の訴えは認めなかった.　合併症として 9 例中 2 例で処置中の一過性の SpO_2 低下を認めた.　いずれも呼びかけ刺激のみで軽快したが，より安全に行えるよう今後薬剤選択・投与量も含め検討を重ねる.

まとめ

処置時の鎮静・鎮痛について概要，使用薬剤，

表 6. 最近の鎮静鎮痛症例の結果

症例	年齢	性別 (F/M)	病名	処置内容	処置時間 (分)	合併症	NRS	健忘
1	75	F	熱傷	植皮後の抜鉤	12		0	有
2	45	M	化膿性汗腺炎	植皮後の抜鉤	15		1	有
3	39	F	ガス壊疽	植皮後の抜鉤	15	一過性の SpO$_2$ 低下	0	有
4	70	F	熱傷	植皮後の抜鉤	25		0	有
5	83	M	難治性潰瘍	NPWT 交換	25	一過性の SpO$_2$ 低下	0	有
6	57	M	化膿性汗腺炎	NPWT 交換	15		0	有
7	67	F	壊死性筋膜炎	NPWT 交換	20		0	有
8	30	M	化膿性汗腺炎	止血処置	28		0	有
9	56	M	化膿性汗腺炎	植皮後の抜鉤	25		0	有

最後に当科のプロトコールについて記載した. 使用薬剤の選択は使用経験や各施設の状況によるが, PSA の際には上述の ① 前評価, ② モニタリング, ③ 鎮静担当者と緊急対応システム, ④ 鎮静薬・鎮痛薬の投与原則, ⑤ 回復期のケアにも注意したい.

参考文献

1) 駒澤伸泰ほか：米国麻酔科学会「処置目的の中等度鎮静ガイドライン」が示す中等度鎮静教育の未来. 日臨麻会誌. **39**：236-240, 2019.

2) Practice Guidelines for Sedation and Analgesia by Non-Anesthesiologists. An updated report by the American Society of Anesthesiologists Task Force on Sedation and Analgesia by Non-Anesthesiologists. Anesthesiology. **96**：1004-1017, 2002.
   Summary ASA から出された非麻酔科医のための PSA のガイドライン. 特定の対象は示されていない.

3) Practice Guidelines for Moderate Procedural Sedation and Analgesia 2018：a report by the American Society of Anesthesiologists Task Force on Moderate Procedural Sedation and Analgesia, the American Association of Oral and Maxillofacial Surgeons, American College of Radiology, American Dental Association, American Society of Dentist Anesthesiologists, and Society of Interventional Radiology. Anesthesiology. **128**：437-479, 2018.
   Summary 2002 年のガイドラインを元に ASA から出された処置時の鎮静に特化したガイドライン.

4) Hinkelbein, J., et al.：European Society of Anaesthesiology and European Board of Anaesthesiology guidelines for procedural sedation and analgesia in adults. Eur J Anaesthesiol. **35**：6-24, 2018.

5) Green, S. M., et al.：Unscheduled procedural sedation：a multidisciplinary consensus practice guideline. Ann Emerg Med. **73**(5)：e51-e65, 2019.

6) Marshall, S. I., Chung, F.：Discharge criteria and complications after ambulatory surgery. Anesth Analg. **88**：508-517, 1999.

7) 垂井達守：処置時の鎮静・鎮痛ガイド 第 1 版. 67-91, 医学書院, 2016.
   Summary 本邦で行われているセデーションコースの公式ガイドブック. 処置時の鎮静・鎮痛について体系的にまとめられており必読の書.

8) Senar, S., et al.：Ketamine with and without midazolam for emergency department sedation in adults：a randomized controlled trial. Ann Emerg Med. **57**(2)：109-114, 2011.

9) Jamal, S. M., et al.：Intravenous ketamine is as effective as midazolam/fentanyl for procedural sedation and analgesia in the emergency department. Med J Malaysia. **66**：231-233, 2011.

10) Jalili, M., et al.：Ketamine-propofol combination (ketofol) vs propofol for procedural sedation and analgesia：systematic review and meta-analysis. Am J Emerg Med. **34**(3)：558-569, 2016.

11) Hu, Y., et al.：A meta-analysis of randomized controlled trials：combination of ketamine and propofol versus ketamine alone for procedural sedation and analgesia in children. Intern Emerg Med. **14**：1159-1165, 2019.

PEPARS No.206：49-54, 2024

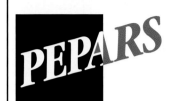

◆特集／形成外科的くすりの上手な使い方

形成外科で使用する局所麻酔薬

伊藤 謹民*

Key Words：局所麻酔薬(local anesthetics)，極量(extreme doses)，薬剤アレルギー(drug allergy)，局所麻酔中毒(local anesthetic poisoning)，脂肪乳剤投与(lipid rescue)

Abstract 形成外科での日常診療において，局所麻酔薬を使用することは日常茶飯事である．外来手術や病棟処置，組織採取など各種検査の場面で広く用いられる局所麻酔薬だが，その選択や使用法には注意点がいくつかある．局所麻酔薬は，構造式の違いによりエステル型とアミド型に大別され，それぞれ代謝能の違いや，脂質溶解度，タンパク結合能，酸解離定数の違いにより，作用発現時間や持続時間が異なる．

また，麻酔方法の違いによって，使用しやすい薬剤が異なる．

本稿では，日常でよく使用する局所麻酔薬の種類とその作用，極量についてそれぞれ述べる．また局所麻酔薬による代表的な合併症である，アレルギー反応と局所麻酔薬中毒に関して，それを回避する方法や発症時の対処法について述べる．

はじめに

形成外科の診療において，外来手術や病棟処置などで局所麻酔を使用することは多い．広義の局所麻酔には表面麻酔，局所浸潤麻酔，伝達麻酔，硬膜外麻酔，脊椎麻酔があるが，本稿では形成外科診療でよく用いられる表面麻酔，局所浸潤麻酔，伝達麻酔について，用いられる薬剤の種類やそれぞれの特徴，また麻酔方法ごとの注意点や局所麻酔薬による合併症について述べる．

局所麻酔薬の種類

局所麻酔薬は，構造式の違いによりエステル型とアミド型に大別される．エステル型は血漿コリンエステラーゼにより分解され，アミド型は肝臓で代謝される．そのため，エステル型の方が毒性は少なく，アミド型は肝機能・肝血流量によって代謝が影響を受けるため注意が必要である．一方，局所麻酔によるアナフィラキシーショックはエステル型の方がアミド型に比べ頻度が高い．局所麻酔薬はそれぞれの特性(脂質への溶解度，タンパク結合能，酸解離定数 pKa など)によって作用強度，作用発現時間，作用持続時間，極量などが決まる(表1)[1)2)]．

1．エステル型局所麻酔薬

A．プロカイン塩酸塩(プロカニン®，オムニカイン®)

1904 年に最初に合成されたエステル型の局所麻酔薬である．それまでのコカインに代わる局所

* Norihito ITO，〒160-8402 東京都新宿区新宿6-1-1 東京医科大学形成外科学分野，講師

表 1. 主な局所麻酔薬の種類・特性

型	エステル	エステル	アミド	アミド	アミド	アミド
一般名	プロカイン塩酸塩	テトラカイン塩酸塩	リドカイン塩酸塩	メピバカイン塩酸塩	ブピバカイン塩酸塩	ロピバカイン塩酸塩
商品名	プロカニン®	テトカイン®	リドカイン® キシロカイン®	カルボカイン®	マーカイン®	アナペイン®
作用発現時間	2〜5分	15分	1分	6.5分	速い	5〜8分
作用持続時間	30〜60分	1〜2時間	1時間	2〜3時間	3〜8時間	長い〜10時間
浸潤麻酔における極量（成人）	1,000 mg	100 mg	200 mg	7 mg/kg	2 mg/kg	300 mg

麻酔薬として以降の開発の基礎となった．pKa は 8.9 と高く，脂溶性は 0.6 と低い．そのため即効性で，作用時間の短い短時間作用性の局所麻酔薬である．最近ではより安全な局所麻酔薬の開発により，浸潤麻酔以外での使用はほとんどされていない．粘膜からの吸収は悪く，表面麻酔には適さない．小児では血漿偽コリンエステラーゼ機能の低下，肝ミクロソーム活性化が成人より低下していることから排泄が遅れる．小児では最大量 10 mg/kg での使用が勧められている．

B．テトラカイン塩酸塩（テトカイン®）

タンパク結合能が高く，長時間作用性である．pKa が 8.39 とプロカインに次いで高いため作用発現時間が遅い．効力はプロカインより約 10 倍高いが，神経毒性も強い．分解速度が遅く，局所麻酔薬中毒を起こしやすい．

2．アミド型局所麻酔薬

A．リドカイン塩酸塩（リドカイン®，キシロカイン®）

局所麻酔薬として最も広く使用されている薬剤であるほか，抗不整脈薬としても使用されている．ナトリウムチャネルを遮断し，神経の異常興奮を抑制し鎮痛効果を発揮する．プロカインと比較し，作用時間が早く，持続時間も比較的長い．主に肝代謝であり，肝機能の低下している患者では中毒症状に注意を要する．臨床ではエピネフリン添加されたものが広く使用されている．エピネフリンを添加することで血管収縮が生じ，出血が抑えられる．また吸収が遅くなり作用時間が長くなり，血中濃度の上昇も抑えられるなどに利点が

ある．しかし，終動脈となっている部分では血管収縮により末梢壊死を生じる可能性があるため禁忌とされている．実際には，指趾のブロックや陰茎のブロックには用いないが，耳垂部・鼻尖部など毛細血管網が発達している部位には日常的に用いられている．ただし，糖尿病，膠原病，その他末梢循環不全のある患者には使用は避けるべきである．

B．メピバカイン塩酸塩（カルボカイン®）

リドカインの合成から 13 年後に合成された局所麻酔薬である．pKa 7.6 と比較的低く，作用時間が早い．0.5％メピバカインは体表面の局所麻酔に有効で，1％メピバカインは運動機能を損なわずに知覚神経と交感神経をブロックし，2％メピバカインはあらゆる神経の知覚と運動の両神経をブロックする．伝達麻酔効果はプロカインの 1.5 倍，リドカインと同等である．

C．ブピバカイン塩酸塩（マーカイン®）

ブピバカインは pKa 8.2，タンパク結合率 95％と脂溶性およびタンパク結合能が高く，リドカインやメピバカインと比較して高い力価を示し，現在使用されている局所麻酔薬の中で最も作用時間の長い薬物の 1 つである．伝達麻酔用として 0.25％製剤，0.5％製剤が適応となっている．心毒性が強く，誤って血管内投与された際に中毒症状により房室ブロック，心室性不整脈，心静止を起こし死亡した例が報告されている．

D．ロピバカイン塩酸塩（アナペイン®）

ロピバカインは pKa 8.1，タンパク結合率 94％とブピバカインとほぼ同等であるが，脂溶性はブ

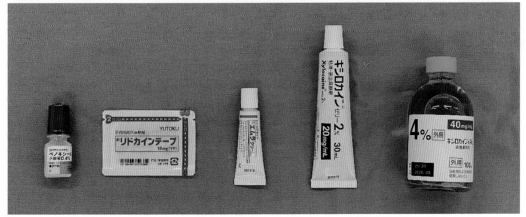

図 1. 表面麻酔で用いられる主な薬剤
左から，ベノキシール® 点眼液，リドカイン® テープ，エクラ® クリーム，キシロカイン®
ゼリー，4%キシロカイン® 液

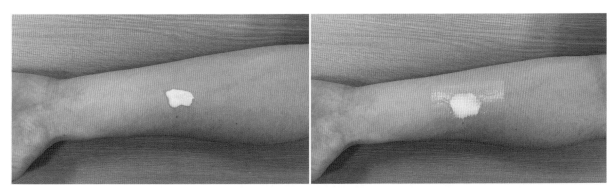

図 2. エムラ® クリームの塗布
麻酔をかけたい部位に厚めに塗布し，フィルム材などで被覆し静置する.

ピバカインより低く，メピバカインやリドカインより高い．毒性の低いS(−)-エナンチオマーのみから構成されており，中枢神経毒性や心毒性は他の薬剤と比較し低いとされている．ただし，同じ麻酔効果を得るためにはブピバカインと比較して1.3〜1.5倍の用量が必要となる．通常硬膜外麻酔として使用されていたが，平成24年より0.2%製剤の伝達麻酔での使用，0.75%および0.2%製剤の浸潤麻酔での使用が適用外使用として社会保険診療報酬支払基金に請求することが認められた．浸潤麻酔は，手術後の鎮痛目的として有用と報告されている.

麻酔法ごとの麻酔薬の選択

1．表面麻酔

局所麻酔薬を外用剤としたもので，皮膚や粘膜から直接浸潤させて麻酔を行う．レーザー照射や鼻腔内の処置，針の穿刺時の疼痛軽減目的に使われ，皮膚全層の切開などには不向きである．角膜，鼻腔，尿道などの粘膜面には，点眼薬，ゼリー，スプレーなどがある(図1)．使用した局所麻酔薬は涙や唾液などで粘膜面から物理的に除去される．皮膚面にはテープやクリームタイプの麻酔薬を使用することがある(図2)．表面麻酔にはリドカインがよく用いられるが，粘膜や皮膚からの薬剤の吸収は遅く15分〜1時間程度かけて十分に鎮痛効果が得られたことを確認して手技を行う．粘膜面の表面麻酔の際はエピネフリンを添加することで，粘膜面の浮腫が軽減される.

2．局所浸潤麻酔

局所浸潤麻酔は，皮膚切開を要する手技や挫創の縫合などで局所に注射して麻酔をする方法であ

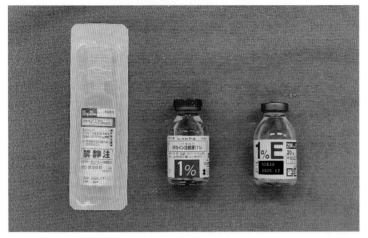

図 3.
浸潤麻酔で用いられる主な薬剤
左から，アナペイン®注，リドカ
イン®注射液，エピレナミン含有
キシロカイン®注射液

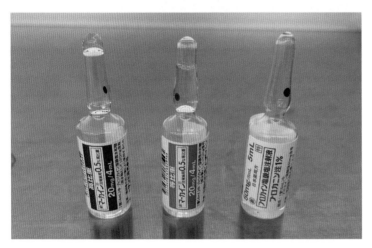

図 4.
伝達麻酔で用いられる主な薬剤
左から，高比重マーカイン®注脊
麻用，等比重マーカイン®注脊麻
用，プロカイン注

り，日常的に広く用いられる．使用する薬剤とし
ては，作用発現時間や持続時間の観点からリドカ
インが広く用いられる（図3）．また前述したよう
にエピネフリンを添加することで出血を軽減で
き，持続時間を延長させることができる．さらに
持続時間を延長させるために長時間作用型のロピ
バカイン（アナペイン®）と混和させて使用するこ
ともある[3]．冷所保存された麻酔薬を局所に急速
に注入すると強い疼痛を認めることがあるため，
体温程度に温めてゆっくりと注入すると痛みは軽
減される．

　感染などにより炎症を伴った組織は pH が酸性
に傾いており局所麻酔薬の作用が減弱するため，
炭酸水素ナトリウム（メイロン®）を添加すること
で pH をアルカリ化させ持続時間を延長させるこ
ともある[3]．

3．伝達麻酔

　神経ブロックとも言われる伝達麻酔は，解剖学
的ランドマークや超音波エコーを用いて，末梢神
経周囲に麻酔薬を注入し，その支配領域の麻酔を
する方法である．超音波機器が多用されるように
なった現在では，動脈穿刺などの合併症も少ない
超音波エコー下での麻酔が広く行われている．浸
潤麻酔よりも広い範囲を麻酔でき，また術野から
離れた場所に麻酔薬を注入するので，麻酔薬の注
入による術野の膨隆や変形を避けることができ
る[3]．メピバカインやブピバカイン，ロピバカイ
ンなどが伝達麻酔にはよく用いられるが，それぞ
れの作用時間や毒性などの観点から麻酔薬が選択
される（図4）．

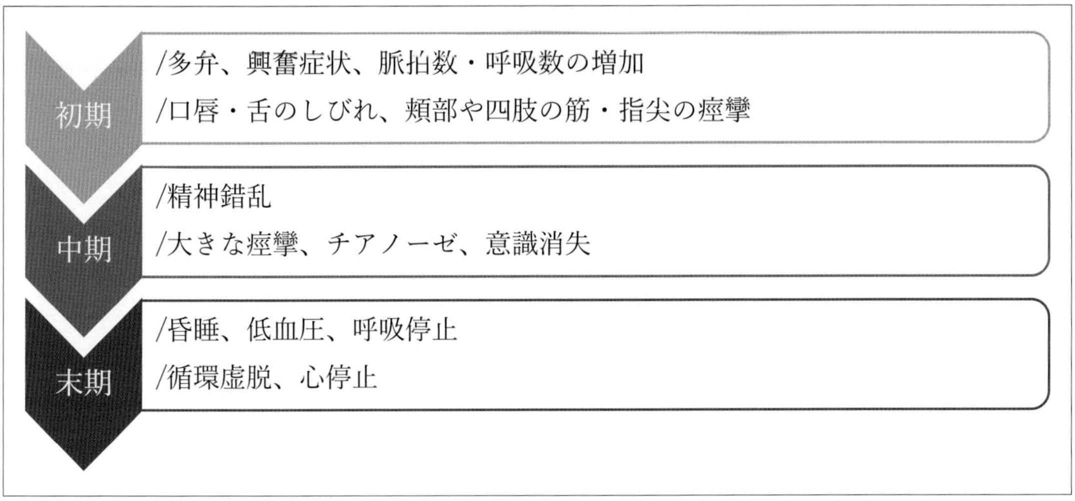

図 5. 中毒症状の推移

初期	/多弁、興奮症状、脈拍数・呼吸数の増加 /口唇・舌のしびれ、頬部や四肢の筋・指尖の痙攣
中期	/精神錯乱 /大きな痙攣、チアノーゼ、意識消失
末期	/昏睡、低血圧、呼吸停止 /循環虚脱、心停止

局所麻酔薬による合併症

局所麻酔薬の使用に伴う重大な合併症には，局所麻酔アレルギーと局所麻酔薬中毒がある．いずれも生命にかかわる重大な事象が起こることがあり，それに備えることが必要である．具体的には，事前の十分なインフォームドコンセントを行うこと，薬剤使用時には，パルスオキシメーターによる呼吸状態の管理・血圧測定や心電図モニターによる循環状態の管理を行うことである．静脈路を確保しておくことも望ましい．また急変時に備えた AED や救急カートの準備も必要である．

1．局所麻酔アレルギー

投与後短時間で，蕁麻疹などの皮膚症状，全身の浮腫，呼吸困難，低血圧（アナフィラキシーショック）を起こす．エステル型で多いとされるが，アミド型でも生じることがある．予防には，事前にアレルギー歴，麻酔の使用歴，家族歴の聴取が重要である．

アレルギー症状が見られた場合は，速やかに太い静脈路の確保，酸素投与を行い，エピネフリンの皮下投与や抗ヒスタミン薬，ステロイドの投与を考慮する．ショック症状を認める場合には，人工呼吸管理や ACLS（Advanced Cardiovascular Life Support）などのガイドラインに沿った蘇生法が必要になる．

2．局所麻酔薬中毒

局所麻酔薬の血中濃度の上昇に伴い，各種中毒症状が現れる（図 5）．完全な予防法はないが，事前に投与法，投与量，薬剤濃度を確認し，薬剤の極量を参考にする．患者の状態（年齢，体重，肝機能，低タンパク血症など）によっては中毒反応を助長することがあるので注意を要する．初期症状を見逃さないことも重要である．中毒の原因として最も多いのは，誤って血管内に薬剤が注入されることであり，注入時に血液の逆流がないことを確かめることも重要である．

症状は血中濃度の上昇に応じて様々に変化していく（図 5）．初期には多弁，興奮症状から始まり，痙攣や神経錯乱などの中枢神経毒性による症状を認める．さらに血中濃度が高まると，循環虚脱や心停止など心毒性の症状に移行する．ブピバカインは心毒性が強いとされ，早期の段階で循環虚脱を認めることがあり，注意が必要である．

治療は対症療法となるが，初期症状が見られた段階で酸素投与と同時に生理食塩水やリンゲル液などの等張性輸液を開始する．痙攣を認めた際は，呼吸管理を行い，ジアゼパム（ホリゾン® 5〜10 mg）やチオペンタール（ラボナール® 100〜200 mg）などを静注し痙攣のコントロールを行う[3]．近年では，脂肪乳剤のボーラス投与および持続静注（lipid rescue）で脂溶性の高い局所麻酔薬と結

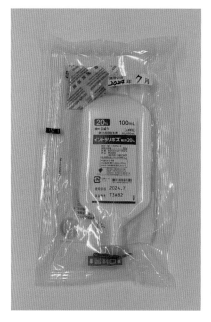

図 6.
脂肪乳剤（イントラリポス® 輸液）

合し血中濃度を下げるとされ，その有効性が確立
されてきた[4)5)]．具体的には，体重 70 kg の患者の
場合，20％脂肪乳剤（イントラリポス®）（図6）100
mL をボーラス投与，続けて 400 mL を 20 分（0.25
mL/kg/min）で持続投与，ボーラス投与を 5 分お
きに 2 回，計 3 回まで繰り返す．その後は 400 mL
を 10 分（0.5 mL/kg/min）で持続投与する．改善
がなければさらに継続する．

おわりに

局所麻酔薬は形成外科における一般的な処置や
手術に欠かせない薬剤である．一方で漫然と使用
しているとアレルギー反応や局所麻酔薬中毒な
ど，重大な合併症を起こすことがある．薬剤のそ
れぞれの特性をよく理解し，最適な使用方法・使
用量で行うことにより合併症を回避でき，安全に
上手に使用できる．

参考文献

1) 公益財団法人日本麻酔科学会：麻酔薬および麻酔
   関連薬使用ガイドライン 第3版. 123-140, 2018.
   Summary 麻酔科学会が発行している麻酔薬に
   関するガイドラインであり，各種麻酔薬の特徴や
   適応がまとまっている．
2) 力久直昭：局所麻酔．確実に身につく！縫合・局
   所麻酔．落合武徳ほか編．118-136，羊土社，2009.
   Summary 麻酔薬の種類や麻酔法ごとの注意点
   が簡潔にまとめられている．
3) 松村 一：形成外科で用いる局所麻酔法．形成外
   科の基本手技1．波利井清紀ほか編．77-94，克誠
   堂出版，2016.
   Summary 麻酔薬の特徴から，各種麻酔法の詳
   細な方法まで実践で活用できる内容にまとめら
   れている．
4) Neal, J. M., et al.：ASRA practice advisory on
   local anesthetic systemic toxicity. Reg Anesth
   Pain Med. **35**：152-161, 2010.
   Summary 局所麻酔薬中毒に関する対応が詳細
   に解説されている文献．
5) 藤木翔太，山本寛人：【How to 局所麻酔＆伝達麻
   酔】局所麻酔薬の種類と特徴．PEPARS．**127**：1-
   7，2017.

PEPARS No.206：55-62，2024

◆特集／形成外科的くすりの上手な使い方

再建術後の薬物療法

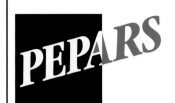

外薗　優*1　梅澤裕己*2　赤石諭史*3　小川　令*4

Key Words：遊離皮弁（free flap），吻合部血栓（anastomotic thrombosis），抗凝固薬（anticoagulant），抗血小板薬（anti-platelet drugs），血管拡張薬（vasodilator）

Abstract　皮弁を用いる再建は形成外科領域において必須の手技であり，都度安定した結果を求められる．しかし不幸にも何らかの理由で皮弁移植がうまくいかない場面に遭遇した際には，あらゆる手を使って皮弁救済を試みるものであり，血腫・血栓除去や再吻合といった再手術などの外科的加療と併せて薬物療法を行うのが一般的である．薬物療法の主な目的は，血栓予防，血管拡張および安静，皮弁愛護にあり，そのための薬剤を適切な場面でいかに使い分けるかが重要となる．薬物療法として具体的に用いる薬剤は抗凝固薬，抗血小板薬，血管拡張薬の3種類であり，これらについて薬理作用や使用目的，当院における実際の投与例について触れながら述べていきたい．

はじめに

　昨今の再建症例において遊離皮弁移植などのマイクロサージャリーを用いた手技はもはやごく一般的なものとなっている．遊離皮弁を用いない場合であっても，例えば四肢重度外傷（切断指の再接着や血行再建が必要な開放骨折を伴う新鮮外傷）においても，マイクロサージャリーは必須であり，形成外科医であれば通常の縫合技術と並んで習得を目指すものである．マイクロサージャリーはただ単に血管や神経をつないで終了という

ものではなく，様々な原因により遊離皮弁移植はうまくいかないことがあり（図1），術中・術後のマネージメントも含めて体系的な会得を目指す必要がある．遊離皮弁の成功率はもはや98～99％と言われており，全体の5％程度は再吻合を含む術中・術後マネージメントが必要となり，これらの再手術症例（主に60％が静脈不全，28％が動脈不全，2％が動静脈不全併発）のうち60～80％が皮弁救済されることで上記の成功率となっている[1]．図1に示した各要因のうち，特に血管や血流に起因するものに対しては往々にして再吻合を主とした再手術が必要であり，ただでさえ条件が悪くなった状態で行われるものであるため，僅かでも勝率を上げるために薬物療法によるアシストは欠かせないものとなる．よって本稿においては，血栓などによる微小血管の動静脈不全対策に重点を置いた薬剤投与によるマネージメントについて述べていきたい．

*1　Yu HOKAZONO，〒211-8533　川崎市中原区小杉町1-383　日本医科大学武蔵小杉病院形成外科，医長
*2　Hiroki UMEZAWA，同大学付属病院形成外科・再建外科・美容外科，准教授
*3　Satoshi AKAISHI，同大学武蔵小杉病院形成外科，教授
*4　Rei OGAWA，同大学付属病院形成外科・再建外科・美容外科，主任教授

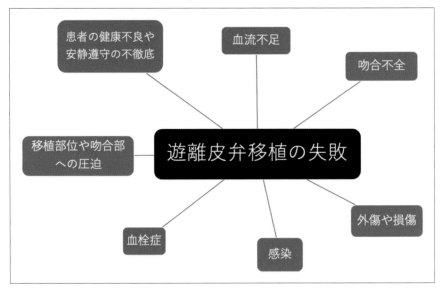

図 1.

血流不足：選択した移植床の動脈からの血液供給が不十分

吻合不全：外科的手技の問題により吻合が不適切

外傷や損傷：移植床血管の確保や皮弁挙上といった術中操作による微小血管や皮弁内構造の損傷

感染：移植した皮弁自体や移植床における感染

血栓症：吻合部や周辺の微小血管内に生じる血栓

移植部位や吻合部への圧迫：組織や吻合血管への外部からの圧迫や出血・血腫といった内部からの圧迫

患者の健康不良や安静遵守の不徹底：患者の周術期における容態急変あるいは術後安静度の遵守を患者が徹底することが困難

各薬剤の薬理作用および適応

　遊離皮弁移植後の薬物療法として用いるのは，① 抗凝固薬，② 抗血小板薬，③ 血管拡張薬，といった主に3つのカテゴリーであり，それぞれの簡単な薬理作用および適応について述べていきたい．特に，① 抗凝固薬と② 抗血小板薬は混同して認識されがちであり，作用機序の点からも区別しておく必要がある．

① 抗凝固薬

＜薬理作用および薬剤＞

　抗凝固薬は，主に凝固系の活性化された凝固因子とトロンビンに作用して凝固の過程を阻害し，血液凝固を防ぐ作用がある．主に凝固カスケードの中で重要な役割を果たす凝固因子やタンパク質を標的としており，ワーファリン，ヘパリンなどが一般的な抗凝固薬である．ワーファリンはビタ

ミンK拮抗作用を持ち，凝固因子の合成を阻害する．ヘパリンは抗トロンビン作用により，凝固活性を抑制する（図2）．

＜適　応＞

　一般的には深部静脈血栓症や肺塞栓症，心房細動などの状態で使用され，血液が異常な形で凝固するリスクを低減させる．遊離皮弁移植後も同様に血栓予防目的に使用する（特に静脈塞栓）．周術期は急性期であり，通常は内服薬であるワーファリンではなく，注射薬であるヘパリンを点滴静注により投与する．

② 抗血小板薬

＜薬理作用および薬剤＞

　血小板の機能を阻害し，血栓形成を抑制する．血小板が凝集するのを妨げ，動脈内での血栓の形成を防ぐ．アスピリン，クロピドグレル，プラスグレル，パパベリンなどが抗血小板薬に分類され

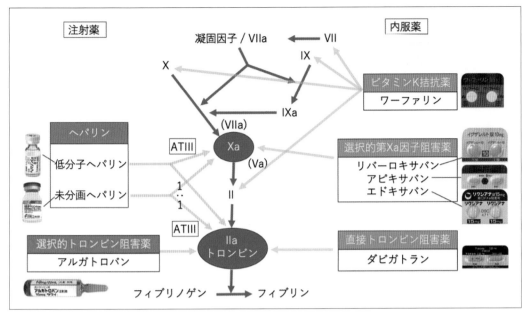

図 2. 抗凝固薬の凝固カスケードにおける作用部位

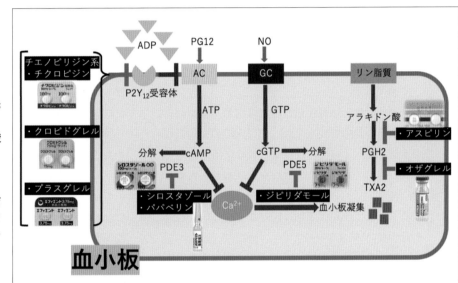

図 3.
抗血小板薬の血小板内における作用部位
ADP：アデノシン二リン酸受容体
PG$_{12}$：プロスタサイクリン
NO：一酸化窒素
AC：アデニル酸シクラーゼ
GC：グアニル酸シクラーゼ
PDE：ホスホジエステラーゼ
TXA：トロンボキサン

る．アスピリンはサイクロオキシゲナーゼ阻害作用により，プロスタグランジンの生成を抑制して血小板の凝集を阻害する．クロピドグレルはADP（アデノシン二リン酸受容体）拮抗作用を持つプロドラッグである．体内で代謝されて活性な形に変換され，血小板のADP受容体（P2Y$_{12}$）に結合して，ADPによる血小板凝集を阻害する．結果，血管内での血栓形成を減少させ，冠動脈や他の血管の閉塞を予防する．

プラスグレルはADP受容体（P2Y$_{12}$）拮抗作用を持つが，クロピドグレルよりも迅速で強力な効果がある．プラスグレルもプロドラッグとして体内で代謝され，活性な形に変換されてから作用する．結果，血小板凝集を抑制し，冠動脈疾患や冠動脈ステント留置術後の血栓形成を防ぐ（図3）．プラスグレルはクロピドグレルに比べてより迅速かつ一貫して効果が現れる．

パパベリンも非特異的PDE阻害薬に分類され，血小板凝集を促進させるPDEを阻害することにより血小板凝集を抑制する．同時に血管平滑筋の

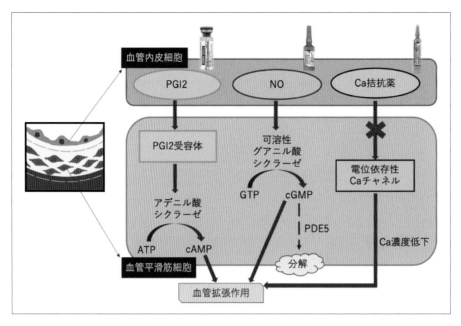

図 4.
血管拡張薬の作用部位

弛緩作用により血管拡張作用も併せ持ち，血栓の予防や血流の改善が期待できる．

＜適 応＞

一般的には冠動脈疾患や脳血管疾患，末梢動脈疾患などの状態で使用され，血管内での血栓形成を予防する．よって主に動脈塞栓症に対して用いられるものであり，60％程度を静脈塞栓が占める吻合部塞栓においては術後の動脈性出血のリスクを負ってまで使用する例は限りなく少ない．むしろ合併症率が高くなるといった報告もあり[2]，積極的な投与は基本的には考慮する必要はないと考える．

ただし，パパベリンに関しては抗血小板作用よりも後述の血管拡張作用が強く，血管吻合や皮弁挙上時の血管剝離操作において適宜局所に滴下する形で使用されることが一般的である[5]．

③ 血管拡張薬

＜薬理作用および薬剤＞

血管拡張作用を示す薬剤は多く存在するが，それらの共通の薬理作用としては血管の平滑筋を弛緩させ，血管の内腔が広がり，血流が増加するというものである（図4）．具体的にはニトログリセリン，カルシウム拮抗薬（ペルジピン，ジルチアゼム，ベラパミル），アセトアミノフェン（カロナー

ル，アセリオ），プロスタグランジン（プロスタンディン，アルプロスタジルアルファデクス）が挙げられる．ニトログリセリンは特に冠動脈の血流を増加させ，心筋の酸素供給を向上させる．よって循環器系の合併症がある場合に使用されることがある．カルシウム拮抗薬は血管平滑筋を弛緩させ，血管を拡張させる作用がある．これにより，末梢の血流を向上させ，皮弁の栄養血流を改善することが期待される．アセトアミノフェンは主に術後疼痛を軽減するために使用されることが多く，疼痛制御がうまくいくことで血管収縮が軽減され，血行が改善される可能性がある．プロスタグランジンも同様に血管を拡張し，血流を増加させる作用があり，特に強い降圧作用がもたらされる．

また，抗血小板薬の項目でも述べたパパベリンも血管平滑筋弛緩による血管拡張作用および血管攣縮を抑える作用を持っており，局所に滴下して用いるケースが多い．同様の使用方法で用いる薬剤としてはキシロカインが挙げられる．これは一般的に局所麻酔薬としての使用が主ではあるが，血管拡張作用を併せ持つため，パパベリンの代用として血管吻合時などに使用されるケースもしばしば見受けられる．

<適　応>

　一般的には術後循環動態の安定化，高血圧症の管理，冠動脈バイパス術後の冠拡張，脳血管障害後の脳血流の改善，末梢循環障害の改善といった目的に使用される．遊離皮弁移植後においては主に術中に攣縮をきたした場合や複数回の血栓形成および再吻合を行った症例，血管茎が極めて細い症例に対して同様の効果を期待し使用する．血管拡張薬の予防的投与についての有意性は示されていないものの，皮弁の灌流改善や微小循環の増加を認めたとする報告もあり[4]，血管拡張薬自体は抗凝固薬と比べ術後投与に対する障壁は比較的低い．ただし，降圧効果も高く極端に収縮期血圧が下がってしまうことによる皮弁虚血を招く恐れもあるため，投与する際は皮弁チェックのみならずバイタルチェックが欠かせない．

ハイリスクと判断すべき症例

　リスクのない患者に対してむやみやたらに薬物を投与すべきでないことは言うまでもない．例えばいたずらに血栓を恐れるがあまり全例に抗凝固薬や抗血小板薬を投与するのはエビデンスがないばかりではなく，むしろ有意に合併症が増加するといった報告もあるため[3]，使用すべき症例は十分に吟味して投与する必要がある．

　実際にどういった症例に対して用いるべきなのか，以下に列挙する．

⑴ 塞栓や血栓症といった基礎疾患のある症例
⑵ 術中および周術期に血栓をきたし，再吻合を行った症例
⑶ 移植床や皮弁血管が外傷や術中操作，感染などの理由で傷んでいる症例

　これらの症例に関しては，当院においては特に抗凝固薬や血管拡張薬の使用を積極的に考慮している．⑴の基礎疾患に関しては，本人が自覚のないままに疾病を有している可能性もあるため注意が必要である．脳梗塞や心筋梗塞，深部静脈血栓症といった血栓性疾患はもちろんのこと，例えば抗リン脂質抗体症候群は遊離皮弁移植後に血栓を

引き起こし得る重大な基礎疾患のうちの1つであるため[6]，その存在を示唆し得る検査項目（抗カルジオリピンβ₂グリコプロテインI複合体抗体，抗カルジオリピン IgG 抗体，抗カルジオリピン IgM 抗体など）を術前検査項目へルーチン化しておくと術前に拾いやすくなり，薬物療法を事前に準備しておくことで再手術のリスク低減につながる[7]．

　また，これらの3項目のうち2項目以上を満たした場合や，⑵の術中および周術期血栓形成を複数回認めた場合は，抗凝固薬および血管拡張薬の両方を投与する薬物療法を筆者らは行っている．

各薬剤および使用例

　以下にこれらの薬物療法の実際について述べる．

① 抗凝固薬

　ヘパリンナトリウムを使用例として挙げる．添付文書上は本剤投与後，全血凝固時間（Lee-White 法）または全血活性化部分トロンボプラスチン時間（WBAPTT）が正常値の2〜3倍になるように年齢，症状に応じて適宜用量をコントロールするものとされる．10,000〜30,000 単位を5%ブドウ糖注射液，生理食塩液，リンゲル液1,000 mLで希釈し，最初1分間30滴前後の速度で，続いて全血凝固時間または WBAPTT が投与前の2〜3倍になれば1分間20滴前後の速度で，静脈内に点滴注射する．

＜当院での使用例＞

• **手術当日**：生理食塩水28 mL に，ヘパリンナトリウム 10,000 単位/10 mL を2アンプル（合計20,000 単位）混注し2 mL/時の速度で持続点滴

• **術後24時間以降**：生理食塩水33 mL に，ヘパリンナトリウム 10,000 単位/10 mL を1アンプルおよびヘパリンナトリウム 5,000 単位/5 mL を1アンプル（合計15,000単位）混注し2 mL/時の速度で持続点滴

• これを術後5日目まで継続し，皮弁血流および全身状態が安定していることを確認の上，終了する．

<留意点>

• 出血傾向のある患者に対する投与は慎重に行う．投与に際しては本人および家人に対して本薬剤投与が原因で引き起こされ得る脳出血などの重大な出血性疾患リスクについて十分に情報提供を行い，同意を得た上で使用する．急激な頭痛や意識障害を認めた場合は即座に投与を中止し，バイタルの安定化が図られた後に頭部CTで至急精査を行う．

• 投与期間中は適宜採血で凝固線溶系の数値をチェックし，その効果をモニタリングしておく必要がある．

② 抗血小板薬

先述の通り，主に血管拡張作用を主眼にパパベリンを微小血管に直接滴下する形で術中に局所投与しており，その他の抗血小板薬を術後の血栓予防目的に用いることはほぼない．

<当院での使用例>

• 生理食塩水9 mLに塩酸パパベリン塩酸塩40 mg/1 mLを1アンプル溶解し10倍希釈として血管吻合や皮弁挙上の所作における要所で直接微小血管に滴下し用いる．

③ 血管拡張薬

プロスタンディン，あるいはアルプロスタジルアルファデクスを点滴静注する．強力な血管拡張作用を示すが，pH 5.5であるため血管痛が惹起される可能性があり，緩衝材として7%炭酸水素ナトリウム（メイロン）を混注し用いることで血管痛を緩和することが可能である．

メイロンとプロスタンディンの混合は目立った配合変化は起こさないものの，メイロン混注後にpHが7.5以下になると二酸化炭素が発生し得る[9]．また，配合変化により白色混濁をきたすものもあるため，点滴本体の選択には注意を要する．当院においては後述の如く，別ルートからの投与により予期せぬ配合変化を予防している．

<当院での使用例>

• ⑴低分子デキストランL注500 mLにアルプロスタジルアルファデクス注射用20 μgを3アンプル溶解し41.6 mL/時の速度で持続点滴，これを1日2回投与で24時間継続とする．

• ⑵メイロン静注8.4% 250 mLを20.8 mL/時の速度で持続点滴，これを⑴とは別ルートかつ⑴と同時に投与，これを1日2回投与で24時間継続とする．

• これらを術後5日目まで継続し，皮弁血流および全身状態が安定していることを確認の上，終了する．

<留意点>

• 時に血圧低下が顕著に進行する場合があり，収縮期血圧が100 mmHgを下回る場合は皮弁血流も考慮して投与を一旦中止し，安定して100 mmHgを超えている状態となっていることを確認してから再開する．

症例：58歳，男性．頸部食道癌

基礎疾患として糖尿病があるものの，各塞栓症の既往や目立った凝固線溶系の異常は指摘されていない．主疾患に対して咽頭喉頭食道全摘出術，頸部郭清，胃管挙上および遊離空腸移植による再建を施行した（図5-a）．

術後1日で吻合部塞栓による空腸壊死（図5-b）があり，再度遊離空腸を行った（図5-c）が，術中も再度血栓形成を認めたため，上述の投与法に則り5日間の抗凝固薬および血管拡張薬による薬物療法を行った．投与期間中に目立ったバイタルサインの乱れはなかったが，術後出血が遷延し陰圧ドレーンを抜去する時期が通常より遅くなり，抜去後も創内の血腫除去をベッドサイドで適宜施行した．結果として再移植した空腸に問題は生じなかったが，術後の血腫感染が原因と疑われる食道皮膚瘻が生じた（図5-d）ため，術後40日で有茎大胸筋皮弁移植による再々建を行った（図5-e, f）．その後は特に大きな問題なく退院に至った．

まとめ

本稿においては遊離皮弁移植後の血栓などによる微小血管の動静脈不全対策に重点を置いた薬剤投与について述べた．不幸にも血管のトラブルや

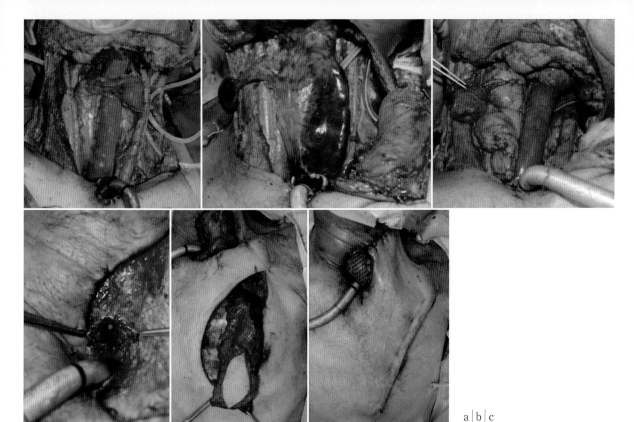

図 5. 症例

a：再建直後 　　　　b：静脈塞栓による空腸壊死 　　c：遊離空腸再移植
d：食道皮膚瘻 　　　e：左有茎大胸筋皮弁挙上 　　　f：閉創時

血栓を認めた場合は，第1に可及的速やかに再手術により血腫除去や血栓除去，再吻合を行うことが皮弁救済のための大原則であることは言うまでもないが，加えて皮弁救済の可能性を少しでも高めるべく，薬物療法は適切に用いられるべきものである．ただし，予防的観点からこれら薬物療法を併用することに関する明確なエビデンスが示された報告はなく，供覧症例のように血栓予防に用いた抗凝固薬および血管拡張薬の効果で皮弁血流は良好に担保されたものの，術後の血腫などの2次合併症を引き起こしてしまうようなケースもしばしばあるため，これらの適応についてはその都度，メリット・デメリットを十分に吟味した上で使用を考慮されたい．

参考文献

1) Shen, A. Y., et al.：Free flap monitoring, salvage, and failure timing：a systematic review. J Reconstr Microsurg. **37**(3)：300-308, 2021.
   Summary　1966年から2018年までの遊離皮弁移植における皮弁モニタリング，皮弁救済，皮弁壊死に関するレビュー．部位別，原因別に皮弁壊死に至った割合を抽出している．

2) Lighthall, J. G., et al.：Effect of postoperative aspirin on outcomes in microvascular free tissue transfer surgery. Otolaryngol Head Neck Surg. **148**(1)：40-46, 2013.
   Summary　2006年から2010年までの遊離皮弁移植において術前の抗凝固薬を行った群と行っていない群との間で合併症率や皮弁生存率を比較したもの．両群に有意差なし．

3) Dawoud, B. E. S., et al.：Does anticoagulation

improve outcomes of microvascular free flap reconstruction following head and neck surgery：a systematic review and meta-analysis. Br J Oral Maxillofac Surg. **60**(10)：1292-1302, 2022.
Summary　頭頸部外科領域における遊離皮弁移植による再建に際して予防的抗凝固療法の有用性を評価したレビュー. 抗凝固療法により血栓発生率や皮弁壊死率の低下は認められず，未分画ヘパリンの予防的投与は術後出血や血腫のリスクを高めるものであった.

4) Tønseth, K. A., et al.：Prostaglandin E1 increases microcirculation in random pattern flaps on rats measured with laser doppler perfusion imaging. Plast Reconstr Surg Glob Open. **5**(1)：e1202, 2017.
Summary　有茎のランダムパターン皮弁に対するプロスタグランジンの影響を，ラットモデルを用いて評価した報告. プロスタグランジン投与により皮弁内の微小循環は有意に増加した.

5) Yu, J. T., et al.：The use of topical vasodilators in microvascular surgery. J Plast Reconstr Aesthet Surg. **64**(2)：226-228, 2011.
Summary　英国における，マイクロサージャリー中の血管拡張薬使用に関するアンケート報告. 術者のうち94%が術中常用しており，主にパパベリン，カルシウム拮抗薬，局所麻酔薬が用いられていた. これらは経験則的，習慣的な使用であり，科学的な根拠に基づいたものではなかった.

6) Salgarello, M., et al.：A massive arterial thrombosis of a free anterolateral thigh flap in a patient with antiphospholipid syndrome. Micro-

surgery. **28**(6)：447-451, 2008.
Summary　舌半切後の舌再建を行った際に広範囲の微小塞栓が発生した症例の報告. 症例は抗リン脂質抗体症候群があったことが後に判明しており，術前に塞栓リスク検索を行う重要性が示唆されている.

7) Hamdi, M., et al.：Is a second free flap still an option in a failed free flap breast reconstruction? Plast Reconstr Surg. **126**(2)：375-384, 2010.
Summary　2002年から2009年まで，DIEPで乳房再建を行った688例に関する再手術症例の報告. 初回移植が失敗したのは14例であり，うち3例で抗リン脂質抗体症候群を認めた. 2回目の遊離皮弁を検討する際には抗凝固療法を検討すべきと述べている.

8) 中村哲文ほか：プロスタグランジンE1の点滴静注により安静時疼痛と血流の改善を認めた慢性難治性潰瘍の経験例. 現代医療. **30**(増刊2)：1480-1484, 1998.
Summary　難治性潰瘍の症例に対しプロスタンディンを点滴投与したところ血管痛を訴えられた. そこで7%炭酸水素ナトリウム（メイロン）20 mLを混注したところ血管痛は消失した. プロスタンディンのpHは5.5だが，メイロンの混注によりpHが8.1になったため血管痛が緩和されるという報告.

9) 泉　伯枝ほか：輸液に炭酸水素ナトリウム注射液（メイロン®静注）を混合する時の留意点―点滴筒内液面低下と炭酸濃度の関係―. 医療薬学. **41**(7)：455-462, 2015.
Summary　炭酸水素ナトリウム（メイロン）を輸液に混注する際の配合変化に主眼を置いた報告.

PEPARS　No.206：63-73，2024

◆特集／形成外科的くすりの上手な使い方

形成外科領域で使える漢方薬

鈴木　理央*

Key Words：形成外科（Plastic surgery），漢方医学（Kampo medicine），桂枝茯苓丸（Keishibukuryogan），治打撲一方（Jidabokuippo），十全大補湯（Juzentaihoto），紫雲膏（Shiunko）

Abstract　　形成外科領域において漢方薬が用いられる機会はまだまだ少ないと思われるが，形成外科以外の領域では西洋医学的治療に加えて漢方薬を使用して様々な治療効果が得られている．漢方医学は我が国独自の伝統医学であり，医師資格で西洋医学，伝統医学どちらも行えるのは世界で日本だけである．保険適用のある漢方薬として形成外科領域では，例えば駆瘀血剤の桂枝茯苓丸が末梢動脈・静脈系の循環障害である PAD や下肢静脈瘤，うっ滞性皮膚炎・うっ滞性潰瘍，皮下出血・血腫，静脈性血管瘤の治療や症状改善に，治打撲一方が打撲後などの腫脹・血腫・疼痛に，補剤として十全大補湯がスキンテアの治療と予防，褥瘡症例や手術後の体力低下に，紫雲膏が放射線性皮膚炎に効果を示している．形成外科領域でも漢方が積極的に用いられるとともに，漢方薬に関する臨床研究が進んでいくことが期待される．

はじめに

　形成外科領域においては漢方薬が用いられる機会は少なく，肥厚性瘢痕・ケロイドに対する柴苓湯（さいれいとう）はよく知られているが，「創傷」「漢方」というキーワードで文献検索しても数件の報告[1]~[3]がある程度である．

　一方，近年では90%前後の臨床医が漢方製剤を処方した経験を有するようになり，大建中湯（だいけんちゅうとう）は消化器外科全般における周術期管理の key drug として位置づけられ，多数のランダム化試験でもその有効性が証明されるようになっている[4]．また食道癌の治療に際しても手術後の体力低下・食欲不振，便秘，胃食道逆流症状，ダンピング症候群，抗がん剤による神経痛など様々な症状に漢方薬が使用されている[5]．

　形成外科と同じ外科系領域の産科婦人科では不妊症や妊娠悪阻，更年期障害をはじめとした婦人科疾患など，麻酔科では痛み治療などに漢方薬が日常的に用いられており，他の診療科でも日本脳神経外科漢方医学会，日本耳鼻咽喉科漢方研究会，泌尿器科漢方研究会などが設立され，積極的に漢方治療や研究が行われている．

　このように他領域においては西洋医学に漢方医学を融合させることで患者の QOL や診療の質が向上していることから，現状では漢方薬が用いられる機会が少ない形成外科領域においても漢方医学が有用となる可能性が高いと思われる．

　筆者は総合病院形成外科勤務時代に漢方に興味を持ち，漢方指導医のもとで3年間の研修を行って日本東洋医学会認定漢方専門医を取得した．本稿では形成外科領域で使える漢方薬に関する知見や筆者の経験を報告する．

---

*　Ayao SUZUKI，〒249-0006　逗子市逗子 2-5-2　医療法人社団小磯診療所 逗葉小磯診療所，院長

漢方医学について

1．漢方医学とは

漢方医学は中国の伝統医学と混同されやすいが，5～6世紀以降に中国から伝わり室町時代頃から進化した我が国独自の伝統医学である．江戸時代に日本に入ってきたオランダ医学(西洋医学)を蘭方，それまでに日本で定着していた医学を漢方と呼び区別するようになった．漢方医学と同じ伝統医学である中医学や韓医学を行うには，それぞれ中医師，韓医師の資格が必要であるが，医師資格のみで自国の伝統医学と現代医学を行えるのは世界でも日本だけである．

漢方医学では，問診や舌・脈の診察，日本において発達した腹部の診察(腹診)など独自の診察方法で患者を診断して，生薬を組み合わせた漢方薬を治療に用いる．漢方薬は原則として2種類以上の生薬を決められた分量で組み合わせて作られたものである．

漢方薬には多くの種類があるが，我が国では保険適用のあるものは148処方，約200種類の生薬も薬価収載されている．これらは適応症例であれば，医師が処方可能である．

漢方薬の作用機序はまだ十分には解明されていないが，複数の生薬を組み合わせることで1つの処方が様々な症状や慢性的な病気などに効果を発揮する．

2．漢方診療について

漢方診療では，患者の示す症状や所見を「陰陽」，「虚実」，「表裏」，「寒熱」，「気血水」などの漢方のものさし，パラメーターを用いて整理・統括して，その時点における漢方的な病態を診断するが，この漢方的な診断のことを「証」と言う[6]．

証を判断するには，四診という日本における伝統的な漢方の診察方法を用いて，漢方医学的に患者の体質を診断し，それにより漢方薬を決定する．四診は，「望診」，「聞診」，「問診」，「切診」からなるが，証の診断に関する詳細は他書[6,7,9]を参考にして頂きたい．

患者の証が決定すると，証は生体が正常からどのようにズレているかを示すので，治療の方向性が決まることになる．つまり漢方的診断である証が決まると証は同時に治療の指示となり，相対する漢方薬(漢方方剤)が決まる．このことを漢方医学では"方証相対"と言う[7]．

例えば，肌が荒れて月経痛があり，脈は充実して腹診では下腹部に抵抗と圧痛を認める子宮筋腫の女性患者を桂枝茯苓丸証と診断し，桂枝茯苓丸の治療により肌荒れの改善，月経痛の軽減，筋腫の消退などの病態が改善されれば，桂枝茯苓丸の適応病態であり桂枝茯苓丸証との診断が確定したことになる[8]．

形成外科領域において漢方薬を用いるにあたり専門的な漢方診療での証の診断には困難を感じる場合も多いと思われるので，簡易的に証の判断を行えるように「虚実」，「寒熱」，「気血水」という漢方医学の基本言語・概念について簡単に述べる．

3．虚実，寒熱，気血水について[9~11]

A．虚実

病態の充実度，言い換えれば抗病反応の弱・強である．抗病力(生命力，病気になった時はこれを跳ね返す力)をものさしにして，"実"とは病に抵抗する力が充実している状態であり，"虚"とは病に抵抗する力が衰えて虚ろな状態とする．

B．寒熱

体温計の温度とは無関係で，寒は冷えている状態，熱は熱をもっている状態である．

C．気血水

生体の異常を説明する3つの生理的因子のことであり，生体内を循環して生命活動を支える要素となる．

1）気

「気」は目には見えないが，生命活動を営む根源的なエネルギーである．

気の異常には，「気虚」，「気鬱(気滞)」，「気逆」がある．なお本稿では気鬱と気逆に関しては省略する．

気　虚：気の不足であり，全身倦怠感や元気が

ない状態である.

2）血

「血」は生体を巡る赤い液体であり,血液とその働きのことを言う.血の異常には「瘀血」,「血虚」がある.

瘀　血：瘀血は,全身をめぐるべき血が局所にうっ滞して病的な状態になるという漢方医学的概念である.柴田保三は「スラスラと流通すべき血が,なんらかの原因によりつかえて,スムーズに流れなくなった状態」と述べている.漢方医学的診察法の1つである腹診では,下腹部皮下に触診上抵抗や圧痛を認める.西洋医学的には,末梢血管・静脈系の循環障害を意味する.瘀血の症状としては,色素沈着や肌荒れ,口唇・歯肉・舌の暗赤紫化,毛細血管拡張,痔疾患,月経異常,易出血性などがある.皮下出血や血腫のように溜まっている非生理的な血液も瘀血である.末梢動脈疾患(PAD)や心筋梗塞なども瘀血と強い関係がある.

血　虚：血と血の働きの不足であり,皮膚のかさつき,爪が脆い,髪が抜ける,こむら返り,血行不良などの状態である.なお血虚には瘀血が合併することがある.

3）水

「水」は生体を巡る透明な液体で,血液以外の体液とその働きのことを言う.水の異常には「水滞」があり,浮腫,腹水,胸水などの非生理的な水,水様性の分泌物(鼻汁,痰,帯下など),めまいや立ちくらみ,耳鳴り,頭重感,悪心,下痢などの状態である.

4．気血水の異常に対する漢方治療

気虚では人参湯,六君子湯,補中益気湯などの補気剤を,瘀血では桂枝茯苓丸,当帰芍薬散などの駆瘀血剤,血虚では四物湯,十全大補湯などの補血剤を用いる.なお血虚に瘀血を合併している場合は,当帰四逆加呉茱萸生姜湯である.また気虚と血虚の病態も同時に伴う場合は「気血両虚」と言い,気血両者の不足を補う漢方薬としては十全大補湯,人参養栄湯などがある.水滞では

五苓散,猪苓湯,防已黄耆湯などの利水剤を用いて水を調整する.

形成外科診療で使える漢方薬

本稿では駆瘀血剤として桂枝茯苓丸,治打撲一方,補剤として十全大補湯,漢方外用薬の紫雲膏について主に述べ,当帰四逆加呉茱萸生姜湯,当帰芍薬散,補中益気湯,柴苓湯について簡単に触れる.

1．形成外科×漢方　瘀血

形成外科領域での瘀血疾患には,末梢動脈・静脈系の循環障害である PAD や下肢静脈瘤,うっ滞性皮膚炎・うっ滞性潰瘍,皮下出血,血腫,静脈性血管瘤(venous aneurysm；以下,VA)などが挙げられる.瘀血には,桂枝茯苓丸をはじめとした駆瘀血剤を用いる.

A．桂枝茯苓丸

桂枝茯苓丸は,漢(紀元前202〜紀元後220年)の時代に張仲景という人物により記された「金匱要略」が原典で,桂皮,茯苓,牡丹皮,桃仁,芍薬の5つの生薬からなる代表的な駆瘀血剤である.富山大学和漢診療学講座の一連の研究[12]〜[15]によると,桂枝茯苓丸を投与した患者の微小血管を観察すると,投与前後での血流が著しく変化していることが証明されており,桂枝茯苓丸の血管拡張作用や血液粘度低下作用,血小板凝集抑制作用が確認されている.また桂枝茯苓丸と大柴胡湯を閉塞性動脈硬化症で間欠性跛行と皮膚潰瘍を呈した症例に用いて,間欠性跛行と皮膚潰瘍,サーモグラフィーで血流改善を認めた報告[16]もある.桂枝茯苓丸は,明らかな虚証でなければ幅広く使用できる.桂枝茯苓丸に疣贅をはじめとした皮膚疾患によく用いられる薏苡仁を加えた桂枝茯苓丸加薏苡仁は,肝斑や痤瘡などに保険適用がある.

B．当帰四逆加呉茱萸生姜湯

当帰四逆加呉茱萸生姜湯は桂枝茯苓丸と同じく「金匱要略」が原典で,大棗,当帰,桂皮,芍薬,木通,細辛,呉茱萸,甘草,生姜からなり,寒冷によって起こる諸症状に用いる漢方薬で,いわば

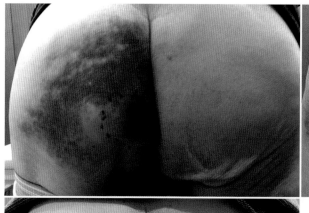
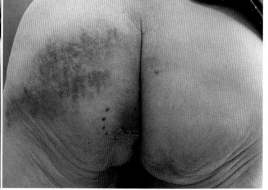
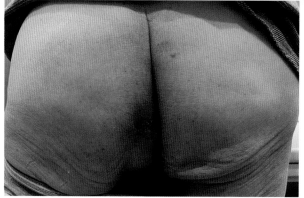

a | b
c

図 1.
症例 1
　a：血腫形成時（血腫を破線でマーキング）
　b：血腫形成 1 週後（血腫を破線でマーキング）
　c：血腫形成 2 週後

循環改善薬である[17].

　普段から四肢に冷えがあり虚証で，寒冷刺激によって誘発される種々の血管攣縮性疼痛性疾患に用いられる．凍瘡に頻用され，PAD や虚血性潰瘍に対する症例報告がある[3)18].

C．当帰芍薬散

　当帰芍薬散も桂枝茯苓丸と同じく「金匱要略」が原典で，芍薬，茯苓，朮，沢瀉，当帰，川芎からなり，比較的虚証で，多少冷えがあり浮腫みがちで，瘀血に血虚と水滞が合わさった病態に用いる．

D．私の使用方法と経験

　瘀血である PAD や下肢静脈瘤やうっ滞性皮膚炎・皮膚潰瘍，血腫，VA，難治性創傷などには，適宜西洋医学的治療に加えて一般的に桂枝茯苓丸を 1 日 5.0〜7.5 g 用いているが，証に応じて前述した当帰四逆加呉茱萸生姜湯，当帰芍薬散を用いたり，小柴胡湯などの柴胡剤と併用することもある．また桂枝茯苓丸加薏苡仁は，痤瘡・痤瘡後瘢痕や肝斑，いわゆるマスク皮膚炎などに用いている．

症例 1：83 歳，男性

　心房細動にてリバーロキサバン 15 mg 服用中．左殿部に 5 cm 大の粉瘤があり，リバーロキサバンは休薬せずに粉瘤切除を行った．手術の際に留置したペンローズドレーン抜去後に自転車に乗車してサドルによる刺激が原因と思われる皮下出血をきたした．左殿部に 7×5 cm 大の緊満した皮下血腫と広範な紫斑を生じ，圧痛のために座位保持が困難となり臨時受診した．18 G 針で穿刺するも血腫吸引は困難であり，穿刺部位からの出血に数分以上の圧迫止血が必要な状態であった．そこでリバーロキサバンは中止せずに，桂枝茯苓丸 5.0 g/日を開始した．1 週間で血腫は 5.5×3 cm 大に縮小，弾性軟となり圧痛は消失した．2 週後に血腫は 2×1 cm に縮小したため，桂枝茯苓丸は合計 3 週間服薬して休薬した（図 1）．

症例 2：75 歳，女性

　変形性足関節症に対する関節鏡下滑膜切除術の切開創が抜糸後離開したため，アルプロスタジルアルファデクス軟膏塗布処置を行っていたが 2 週間経過しても治癒しないために紹介された．左足

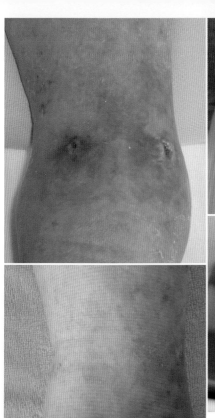
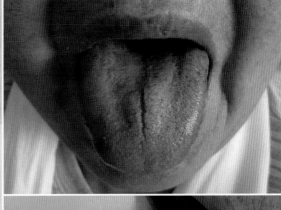
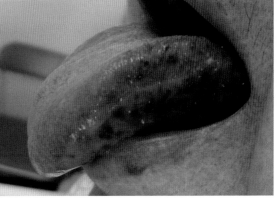

図 2.
症例 2
a：初診時．肉芽形成は弱く創底部は陥凹している．
b：舌所見（正面）．乾燥して暗赤色が目立つ．
c：舌所見（裏面）．舌下静脈の怒張が目立つ．
d：潰瘍は漢方薬服用開始後数日で上皮化した．

関節部には1cm大の潰瘍を2か所認めた．過剰な浸出液や創周囲の炎症はなく，赤色調の肉芽と周囲からの上皮化傾向を認めており，局所的には創治癒遅延の原因を指摘し得なかった．漢方医学的診察では，両側季肋部に他覚的抵抗と圧痛（胸脇 苦満）を認め，舌は乾燥してやや黄色の微白苔を付し全体的に暗赤色で舌下静脈は怒張していた．手足の冷えや肩こりの自覚症状があった．漢方医学的に少陽病，実証，瘀血と診断し，抗炎症作用のある小柴胡湯5.0g/日と桂枝茯苓丸5.0g/日を処方した．創部処置はアルプロスタジルアルファデクス軟膏塗布を継続した．漢方服用開始後数日して潰瘍は上皮化した．上皮化後も漢方薬を継続し，手足の冷えや肩こりも軽快した（図2）．

E．治打撲一方

駆瘀血剤として治打撲一方も紹介したい．

治打撲一方は香川修庵によって考案された本朝経験方で，川骨，樸樕，川芎，桂皮，大黄，丁字，甘草からなる．

治打撲一方は脳神経外科領域で頭部外傷や顔面打撲に用いられており，複数の文献が報告されている[19]．また治打撲一方には，RCT論文[20]や血管穿刺後痛に対して穿刺後痛を打撲の痛み，局所の圧痛と内出血を瘀血と捉えて治打撲一方を用いて奏効した報告[21]もある．軟部組織の腫脹のみならず骨折や骨挫傷を併発している場合は桂枝茯苓丸に治打撲一方を併用するという報告[22]があり参考になる．筆者も虚実を問わずに頻用して疼痛や腫

脹軽減効果を実感している.

2．形成外科×漢方　気虚，血虚，気血両虚

あえて例えるのであれば，気虚はもともと元気であったが何らかの疾患により輸血を要しない長時間手術を受けた後や，顔面骨骨折後で開口困難や咬合異常，顎間固定などにより十分な食事ができず，気力なくベッドに横たわっているような状態であろう.

血虚では，「皮膚枯燥」も生じる.皮膚枯燥とは，皮膚に湿潤，光沢がなく，痩削する状態[23]とされており，高齢者ではよく見かける所見で，スキンテアや褥瘡を生じやすい皮膚そのものである.

また気と血は相互に密接な関係にあって気虚に血虚を伴うことがしばしばあり，この状態を気血両虚という.例えるならば出産後やフレイルが進行した高齢者，褥瘡症例，輸血を要するような再建手術後の状態とも言える.

気虚，気血両虚の際には，消化機能賦活と全身の栄養状態改善を通じて生体の防御機能回復および治癒機転促進を目的に"補剤"を用いるが，その代表的な薬剤は補中益気湯，十全大補湯である.十全大補湯を創傷に用いた報告としては，スキンテアに用いた報告[1)24]，褥瘡に対して用いた報告[25)26]，透析患者の重症下肢虚血肢切断術後の難治性潰瘍に用いた報告[27]がある.

A．十全大補湯について

十全大補湯は，血虚に用いる当帰，芍薬，川芎，地黄からなる四物湯に，人参，朮，茯苓，大棗，甘草，生姜からなる胃腸の調子を整える四君子湯と黄耆，桂皮を加えた漢方薬であり，低下した消化器機能を回復して栄養吸収を促す作用や，末梢循環・微小循環を促進して組織の栄養状態を改善し，さらに免疫能を賦活または調整し，組織の潜在的脱水傾向を改善する作用があると考えられている.臨床的には悪性腫瘍，手術後，産後，あるいは大病後などの体力低下と虚弱，難治性・再発性感染症，慢性疲労，肝硬変などに頻用されている[28].

B．補中益気湯について

補中益気湯は気虚に対する漢方薬で，補剤の代表的処方である.前述した十全大補湯と同じく疲労倦怠に用いるが，血虚傾向は伴わない.

C．形成外科領域における私の使用方法と経験

補剤を気虚や気血両虚・皮膚枯燥の状態と考えられるスキンテアや褥瘡症例に用いている.なお以下に提示する症例は既刊された論文の症例である（症例3[1]，症例4[29]）.

症例3：86歳，男性

特記すべき既往歴はなく自立した生活を送っていたが，転倒して左腕に大きなスキンテアを生じ，受傷直後に受診した.

前腕皮膚は菲薄化しており，広範囲の紫斑を伴うスキンテアを認めた.紫斑部の半周は連続性が保たれていたが，皮膚には皺が寄っており紫斑部は皮膚全層が皮下から剥脱された可能性が示唆された.当日は創部を洗浄して剥脱した全層皮膚を可及的に元に戻したが，一部に全層皮膚欠損（10×1 cm）を認めた.皮膚欠損部位にはアルギン酸塩創傷被覆材を貼付してスキンテア全体を非固着ガーゼで覆い，軽く弾性包帯で圧迫固定した.

2日後の外来再診時から，アズレン軟膏を塗布した非固着ガーゼ貼付処置に変更し，創処置は患者自身が入浴後に連日自宅で行った.患者は独歩可能ではあったがフレイルを認めて一見して虚弱な高齢者の印象であり，漢方診療で行う腹診や脈診は省略したが，皮膚枯燥も呈しており気血両虚として十全大補湯5.0 g/日を投与した.

受傷後約2週間で全体が上皮化したが，その時点で広範に認めた紫斑は吸収されており，瘢痕も目立たなかった.上皮化後に保湿剤としてヘパリン類似物質の外用を開始するとともに，スキンテア再発防止を目的に十全大補湯も継続した.患者は受傷の数年前からシャワーの水流でさえ肌を刺すかのような痛みを感じており，年に数回前腕に小さなスキンテアを繰り返していたが，3か月後にはシャワーの水流による痛みを感じなくなり，1年後に机の角に強くぶつけた際にも，紫斑は生

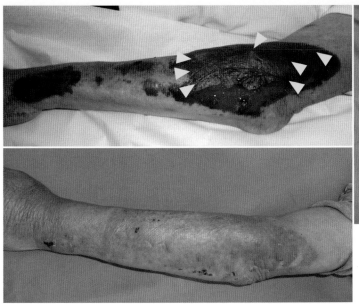
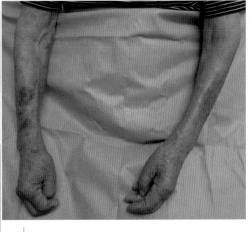

図 3. 症例 3
a：左腕に広範なスキンテアを認める．紫斑部に皺を認める（矢頭）．
b：スキンテアは治癒して紫斑も消退している（初診 2 週後）．
c：軽度の紫斑は認めるが，皮膚は潤い良好な状態を維持している．

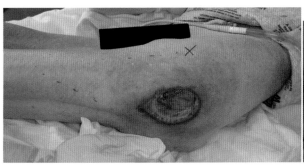
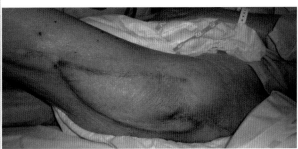

a．術前の状態　　　　　　　　　　　　　　　　b．転院時の状態

図 4. 症例 4

じたがスキンテアが生じることはなく，24 か月内
服を継続してスキンテアを生じない状態が続いて
いる（図 3）．

症例 4：87 歳，男性

アルツハイマー型認知症で自宅療養中に転倒し
て腰椎圧迫骨折を生じた．近医に入院したとこ
ろ，嚥下性肺炎になり左大転子部に褥瘡が生じ
た．認知症のために十分量の経口摂取ができず，
胃瘻造設後に手術目的で入院し，デブリードマン
と大腿筋膜張筋皮弁による再建術を行った．手術
翌日より経腸栄養を再開，適宜増量した．術後の
体力低下を補うために補剤を投与したが，血虚は

なく気虚と判断して補中益気湯 5.0 g/日を用い
た．手術後 2 週間はベッド上安静で，経管栄養の
際のみ頭側挙上 30° ないし右側臥位を 2 時間程度
許可した．手術後 2 週を経過してリハビリテー
ションを開始した．手術 4 週後に，創癒合は良好
で体重も 53 kg と入院時より増加して，ADL 低下
することなく平行棒で歩行可能な状態で転院した
（図 4）．

3．形成外科×漢方　放射線皮膚炎

放射線皮膚炎とは，放射線の影響により皮膚に
炎症が生じた状態である．その急性期症状として
は紅斑・水疱・びらん形成，晩期症状としては色

素沈着や毛細血管拡張，皮膚萎縮，瘢痕，潰瘍形成などがある．

軽度の放射線皮膚炎に対しては処置が不要であることも多いが，炎症や掻痒が強い場合には，冷却，アズレン軟膏やステロイド外用剤処置が行われている．放射線皮膚炎が悪化すると，感染，浸出液，疼痛などが生じて QOL が低下したり，放射線治療の休止・中止の原因となるので，放射線皮膚炎を適切に管理することが大切である[30]．放射線皮膚炎は放射線による 1 種の熱傷であり，熱傷に適用を持つ紫雲膏を使用した報告[31)32)]がある．

A．紫雲膏について

全身麻酔薬「通仙散」を完成させて文化元年10月13日(1804年11月14日)に世界で初めて全身麻酔手術に成功したことで知られる華岡青洲の創方である．華岡青洲に自著はなく，弟子達の記録が残っているが，あかぎれや刀傷，口唇裂の術後，睫毛内反の外科的処置後などに外用したようである[33]．

紫雲膏は，胡麻油，当帰，紫根，蜜蝋，豚脂からなり，紫根には抗菌作用，抗炎症作用，抗腫瘍作用，当帰には抗ヒスタミン作用，末梢血管拡張作用，肉芽形成促進作用などが認められており，鎮痛・止痒・血流改善による皮膚修復促進作用，基剤として用いられる胡麻油，蜜蝋，豚脂には殺菌作用を併せもつ創傷被覆材としての効果が指摘されている[34]．

臨床的には，熱傷，痔核による疼痛，肛門裂傷，脱肛軽症例，ひび・あかぎれなど皮膚の乾燥性疾患で化膿傾向のないもの，肌荒れ，凍傷，疣贅，胼胝，鶏眼，あせも，ただれ，外傷，褥瘡などにも応用される[33]．

B．私の使用方法と経験

林らの報告を参考に，筆者にも炎症が強い症例，びらん症例など数例の経験があり，その効果を実感しているが，写真で提示できる症例はない．

なお紫雲膏の問題としては，独特の色調（暗赤紫色）と胡麻油，蜜蝋，豚脂による臭いがあり，衣服などに色移りする可能性がある．筆者は非固着ガーゼに紫雲膏を薄く均等に塗布，患部に貼付して使用したが，下着や衣服に色が移って困ることはなかった．

4．形成外科×漢方　肥厚性瘢痕・ケロイド，慢性リンパ浮腫，滑液包炎

柴苓湯は，形成外科領域で以前からよく知られている漢方薬である．肥厚性瘢痕・ケロイドに対して有用であったという報告[35]や，慢性リンパ浮腫に対して有用であった報告[36]がある．柴苓湯は，炎症を鎮める小柴胡湯と利水作用を持つ五苓散の合方である．

A．私の使用方法と経験

外来診療にて治療し得る程度の肥厚性瘢痕・ケロイドに対しては基本的にステロイド局注とシリコーンシートを使用しており，慢性リンパ浮腫を含めて柴苓湯を用いた経験はない．なお殿部を含めた滑液包炎に対して，穿刺排液後に局所の浮腫として数週間程度柴苓湯を使用して再発なく経過した経験が数例あるが，写真で掲示できるものはない．

漢方薬服用に関する注意点

適応となる疾患に対して漢方薬を投与する際の服薬に関するコツや注意点に関して述べる．

1．用法用量，服用方法

一般的に漢方薬の用法は食前ないし食間投与となっているが，「つい食事をしてしまったので飲みそびれた」と患者から言われることも多い．筆者は服用することが重要と考えて処方箋は用法通りに食前として，患者へは「食後でもよい」と説明した上で処方時にも「食後でも可」というコメントをつけるようにしている．用法を「食後」して処方箋を作成すると，薬局から疑義照会を受けることがある．

漢方エキス剤は，本来なら煎じ薬で服用するものをエキス化しているので，湯に溶かして服用する方がよい結果が期待できると考えられている．茶やコーヒー，ジュース類など水以外での服用は，化学変化を起こす可能性があり避けることが

望ましい[37]とされている．漢方方剤によっては独特の味や香りにより湯に溶かす方法では服用が難しい場合もあり，そのような時に筆者は口に水や白湯を含んでから漢方薬と一緒に飲みこむ方法や，オブラートに包んで服用する方法（薬を包んだオブラートを水の入った容器に入れて10秒ほど揺らすとゼリー状になるので，水と一緒に飲みこむ）も勧めている．なお漢方エキス剤各メーカーが資材を準備しているので，活用されたい．

透析患者でも漢方薬は通常量を使用できるとされている[38]．

経管栄養から投与する場合は簡易懸濁法を用いるが，湯に溶けにくい場合は，電子レンジでさらに過熱すると溶けやすい．

2．漢方薬の副作用[39]

漢方薬も医薬品であり，副作用が生じる可能性はある．

胃部不快感などの上部消化管症状が最多で，次いで発疹や掻痒などの薬疹症状が多い．また偽アルドステロン症，間質性肺炎，肝機能障害なども生じ得る．

本稿で記載した漢方薬のうち，上部消化管症状をきたし得る生薬としては地黄，当帰，川芎があり，漢方薬としては当帰芍薬散，当帰四逆加呉茱萸生姜湯，十全大補湯，治打撲一方である．

皮膚症状はあらゆる生薬で起こる可能性があるが，特に桂皮，人参，地黄などで生じやすい．本稿で記載した漢方薬では，桂枝茯苓丸（加薏苡仁），当帰四逆加呉茱萸生姜湯，補中益気湯，十全大補湯，治打撲一方，柴苓湯である．

偽アルドステロン症は甘草が原因である．甘草は漢方エキス製剤のおよそ7割に含まれており，血清カリウム値の低下や浮腫，血圧上昇，体重増加などの症候を呈する．高齢や長期服用，また芍薬甘草湯などの甘草を含有する他の漢方製剤をすでに服用していることもあるので注意が必要を要する．

間質性肺炎や肝機能異常は黄芩との関連が示唆されており，本稿で紹介した漢方薬では小柴胡湯と柴苓湯に含まれている．

おわりに

漢方薬の作用機序については十分に解明されてはおらず，また漢方医学特有の概念のために，漢方を臨床で用いようとしても躊躇する場面が多いと思われる．

そこで誌面の許す限り，形成外科で使える漢方薬の知見と筆者の経験を述べてみた．

全身状態が不良な患者や終末期の段階にある患者などでは漢方薬を投与しても効果が乏しい場合もあると思われるが，形成外科領域でも標準的なる西洋医学的治療に漢方を併用することで，治療効果がより高まることが期待できると思われる．例えば駆瘀血剤は，微少血流の維持・再開が必須となる組織移植の分野や，出血を伴いダウンタイム短縮が求められるような形成外科・美容外科手術の際に有用となる可能性があるだろう．また抗炎症作用のある柴胡剤と併用することで，肥厚性瘢痕やケロイドに対しても有効かもしれない．

形成外科医が安全に漢方を日常的に用いること，形成外科領域でも漢方の臨床研究が進んでいくことが期待される．この稿が一助となれば幸いである．

本論文で提示した症例には，ツムラ社の漢方製剤を用いている．

本論文について他者との利益相反はない．

謝　辞

稿を終えるにあたり，まずは多くのご指導とご示唆をいただいた，よつば内科・漢方クリニックの岡　洋志先生，そして本企画に漢方薬を取り上げていただいた編集に関わる諸先生方に深謝いたします．

参考文献

1）鈴木理央，岡崎　睦：十全大補湯がスキンテアの治療と予防に効果があったと考えられた1症例．創傷．**7**：169-172, 2016.

2) 佐々木　薫ほか：化膿性骨髄炎に対して排膿散及湯が有効であった2例．創傷．**10**：61-66, 2019.
Summary　デブリードマン後に再発を繰り返した頭蓋骨，上腕骨の化膿性骨髄炎に排膿散及湯が有効であった．

3) 毛山　剛, 毛山　章：当帰四逆加呉茱萸生姜湯が有効と思われた示指虚血性潰瘍の1例．創傷．**14**：43-46, 2023.
Summary　示指虚血性潰瘍の創治癒が促進し疼痛が軽快, サーモグラフィーで皮膚温上昇を認めた．

4) 西　正暁ほか：大建中湯による周術期管理のサポート．外科と代謝・栄養．**56**：59-61, 2022.

5) 佐藤　弘：食道癌術後の外来診療における漢方薬の使用について．日外科系連会誌．**37**：702-706, 2012.

6) 三潴忠道：漢方診断の出発点―陰と陽．はじめての漢方診療十五話 第1版. 40-56, 医学書院, 2005.

7) 寺澤捷年：診察の実際．絵で見る和漢診療学 第1版. 74-89, 医学書院, 1996.

8) 三潴忠道：病態治療学概論．専門医のための漢方医学テキスト．日本東洋医学会学術教育委員会. 53-60, 南江堂, 2010.

9) 花輪壽彦：漢方医学の基本言語．漢方診療のレッスン 増補版. 319-353, 金原出版, 2003.

10) 三潴忠道：気の異常を理解する．はじめての漢方診療十五話 第1版. 242-257, 医学書院, 2005.

11) 三潴忠道：瘀血―血の異常を理解する．はじめての漢方診療十五話 第1版. 144-173, 医学書院, 2005.

12) 寺澤捷年：瘀血病態の科学的解明．日東医誌．**48**：409-436, 1998.
Summary　瘀血の微小循環障害の背景として赤血球変形能の低下, 赤血球集合能の亢進, 血漿フィブリノゲン濃度高値にて血液粘度が上昇しており, 桂枝茯苓丸を投与するとこれらが改善すること, 構成生薬の芍薬に含まれるタンニンが血管内皮依存的に一酸化窒素を介して血管平滑筋を弛緩させることで末梢血流が改善することを報告した．

13) 寺澤捷年ほか：自家製桂枝茯苓丸の臨床効果に関する研究．日東医誌．**35**：131-136, 1984.

14) Terasawa, K.：Rheological Stuties"oketsu" syndrome. The blood viscosity and diagnostic criteria. J Med Pharm Soc WAKAN-YAKU. **3**：98, 1986.

15) Tosa, H.：Effects of Keishi-bukuryo-gan on blood viscosity, plateletfunctions and blood coagulation in normal subjects. J Med Pharm Soc WAKAN-YAKU. **3**：172, 1987.

16) 來村昌紀ほか：閉塞性動脈硬化症による間歇性跛行と下肢潰瘍に自家製桂枝茯苓丸と大柴胡湯が著効した一例．日東医誌．**60**：365-369, 2009.

17) 稲木一元：当帰四逆加呉茱萸生姜湯．臨床医のための漢方薬概論 第1版. 509-513, 南山堂, 2014.

18) 城島久美子：当帰四逆加呉茱萸生姜湯の血管性間歇性跛行に対する臨床効果．日東医誌．**62**：529-536, 2011.

19) 原田佳尚：脳神経外科編・治打撲一方に就いて．漢方の臨床．**70**：713-718, 2023.

20) Nakae, H., et al.：Comparison of the effects on rib fracture between the traditional Japanese medicine jidabokuippo and nonsteroidal anti-inflammatory drugs：a randomized controlled trial. Evid Based Complement Alternat Med. **2012**：837958, 2012.
Summary　肋骨骨折患者170例において, 治打撲一方群はNSAIDs群より有意に治療期間の短縮化(p＜0.0003)と医療費低減化(p＜0.0001)が認められた．

21) 加藤果林ほか：静脈等穿刺後痛に対する治打撲一方の使用経験3例．日東医誌．**73**：182-186, 2022.

22) 松平　浩：漢方スッキリ方程式69．日本医事新報．**5146**：14, 2022.

23) 漢方用語大辞典(第9版)．創医会学術部, 2001年6月.

24) 田原英一：皮膚剥離．高齢者のための和漢診療学．寺澤捷年編. 111-115, 医学書院, 2010.

25) 黒川胤臣：3. 褥瘡患者に対する十全大補湯の有用性とメカニズム．Prog Med. **21**：1828-1832, 2001.

26) 田原英一：6. 療養型病床群における漢方薬を併用した褥瘡治療の経験．Prog Med. **21**：1844-1850, 2001.

27) 福原慎也, 千福貞博：血液透析患者の重症虚血肢切断術後の創部に対し十全大補湯と桂枝茯苓丸の併用が奏功した3例．日東医誌．**68**：140-147, 2017.

28) 稲木一元：十全大補湯．臨床医のための漢方薬概論 第1版. 301-321, 南山堂, 2014.

29) 鈴木理央, 大浦紀彦：低栄養と創傷治癒．WOC Nursing. **10**：12-20, 2014.

30) 遠藤貴子：放射線皮膚炎に対するケア．日創傷オ

ストミー失禁管理会誌. **17**：257-263, 2013.

31）林　明宗, 佐藤秀光：頭皮放射線性皮膚炎に対する紫雲膏の治療成績. 日東医誌. **62**：142-146, 2011.
Summary　22 例に紫雲膏を用いて，著効 16 例，有効 6 例と良好な治療効果を認めた.

32）鮎川文夫ほか：放射線皮膚炎に対し紫雲膏を使用した 2 症例. 日東医誌. **69**：374-378, 2018.
Summary　びらんを伴う放射線皮膚炎の回復を早め，鎮痛作用の発現も速やかであった.

33）稲木一元：紫雲膏. 臨床医のための漢方薬概論 第 1 版. 270-273, 南山堂, 2014.

34）山下　拓：頭頸部癌. 耳鼻咽喉科・頭頸部外科. **87**：1114-1120, 2015.

35）平松幸恭ほか：ケロイド・肥厚性瘢痕に対する柴苓湯の有用性について. 日形会誌. **28**：549-553, 2008.

36）吉田　優ほか：慢性リンパ浮腫に対する柴苓湯の有効性の検討. 形成外科. **61**：210-215, 2018.

37）丁　宋鐵：生薬と方剤　方剤. 専門医のための漢方医学テキスト. 日本東洋医学会学術教育委員会. 73-78, 南江堂, 2010.

38）三潴忠道：検査異常　腎・尿路系障害. 専門医のための漢方医学テキスト. 日本東洋医学会学術教育委員会. 233-237, 南江堂, 2010.

39）新井　信：副作用. 専門医のための漢方医学テキスト. 日本東洋医学会学術教育委員会. 124-129, 南江堂, 2010.

第**3**回

日本フットケア・足病医学会
関東・甲信越地方会

SWGs

SUSTAINABLE WALKABLE GOALS

2024年**4**/**28**（日）

会場 ソニックシティ
〒330-8669 埼玉県さいたま市大宮区桜木町1丁目7-5

会長 高山 かおる
（済生会川口総合病院皮膚科）

副会長 松岡 美木
（埼玉医科大学病院
褥瘡対策管理室）

寺部 雄太
（春日部中央総合病院
下肢救済センター）

事務局 済生会川口総合病院皮膚科
事務局長 全日本病院出版会 鈴木由子
〒113-0033 東京都文京区本郷 3-16-4

運営事務局 株式会社コンベンションフィールド
〒101-0043 東京都千代田区神田富山町21 神田FKビル6階
TEL：03-6381-1957 FAX：03-6381-1958
E-mail：jfcpmkanto3@conf.co.jp

PEPARS No.206：75~83, 2024

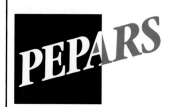

◆特集／形成外科的くすりの上手な使い方

アンチエイジングの薬物療法
―肝斑の内服治療を中心に―

山下理絵*1　近藤謙司*2

Key Words：肝斑(melasma)，トラネキサム酸(tranexamic acid)，加齢性混在型色素斑(aging complex pigmentation；ACP)，抗プラスミン作用(anti plasmin effect)

Abstract　肝斑に対するトラネキサム酸の内服治療の有効性は多く報告されている[1]~[3]．2015 年に発行された形成外科学会診療ガイドライン I では，「トラネキサム酸の内服や注射は色素斑の治療に有益か？」の CQ に対して，推奨グレード C1 と記載されているが，内服薬のみだと，グレード B，短期間の効果であれば A でもよいかもしれない．肝斑に対する DH-4243(トラネキサム酸配合経口薬)の有効性と安全性をビタミン C 製剤を対照薬として検証がなされており，DH-4243 群 60.3%，ビタミン C 製剤群 26.5%で，DH-4243 群において有意に高い改善率を認めた．写真評価委員会(盲検下)でも，DH-4243 群 36.4%，ビタミン C 製剤群 2.0%の改善率であり，DH-4243 群において有意に高い改善率を認めた[4][5]．本稿では，肝斑に対するトラネキサム酸の内服治療に関して述べる．

はじめに

トラネキサム酸は1965年に発売を開始し，止血作用や炎症を抑える作用があり，内服薬は，扁桃炎など風邪でのどが腫れている時の治療薬として服用したことがある人は多いと思う．肝斑に対するトラネキサム酸の有効性の発見は，1979 年皮膚科医，二条[6]が慢性蕁麻疹にトラネキサム酸を投与したところ肝斑も軽快したという偶然の産物である．当時は美容皮膚科を診療している施設も少なく，保険適用外であったため使用していた医師は非常に少ないと考えられ，また論文も和文であったため，世界に広がることはなかった．2008 年にレーザー治療の勉強でバンコクを訪れたが，そこではトラネキサム酸の使用はしておらず，また 2009

年 World Congress of Dermatology, 2010 年 Oriental Society of Aesthetic Plastic Surgery で肝斑の治療に関して報告したが，海外のほとんどの医師がトラネキサム酸の効果を知らなかった．筆者が肝斑治療にトラネキサム酸の使用を始めたのは 1994 年であるが，本邦でも使用しているところはほとんどなかった．

1998 年に製薬会社にトラネキサム酸に関する資料送付をしていただき，肝斑への効果などの立証をしたいと申し出たが，古くからある薬で経費をかけられないとの返答であった．しかし，その後皮膚科医との共同で効果の立証が行われ[7]，現在トラネキサム酸は，大衆薬(Over The Counter；OTC)としてもドラッグストアなどで販売されている．2007 年 9 月にはシミ(肝斑)を改善する目的でトラネキサム酸(トランシーノ)が資生堂から発売，その後，2014 年に販売中止となったが，同年唯一の肝斑改善薬として，トラネキサム酸(トランシーノ® II)が第一三共から販売されている．

*1 Rie YAMASHITA，〒251-0052　藤沢市藤沢 571 荒井ビル 1 階　湘南藤沢形成外科クリニック R，総院長
*2 Kenji KONDO，同，院長

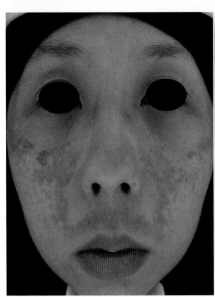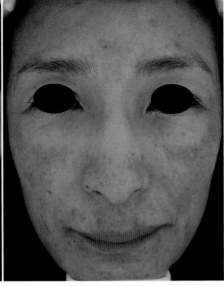

図 1.
肝斑の分類：A 型肝斑と B 型肝斑
　a：A 型肝斑
　b：B 型肝斑

肝斑とは

　肝斑は，30 歳前後から生じる，主として頬骨上部，前額部，鼻下に好発する褐色調の後天性の色素異常症で女性に多い．肝斑の悪化には紫外線と女性ホルモンが影響すると考えられているが，メカニズムに関してはいまだに不明である．一般的に「シミ」と言われている疾患，加齢とともに生じてくる疾患は肝斑だけではなく多種あるため，筆者は Aging Complex Pigmentation（ACP）と称してトラネキサム酸を含む内服，外用治療から治療を開始している．2016 年 PEPARS No. 110 で「シミ・肝斑治療マニュアル」を書かせていただいたが[8]，両側性にできる色素斑である雀卵斑や遅発性真皮メラノサイーシス（ADM）などと診断がつきにくい場合もあり，また，これらが混在することもあり，さらに肝斑上に老人性色素斑が存在することもある．特に肝斑があるかないかによって，治療の方法や効果，治療を行う順番なども考慮する必要がある．筆者は肝斑を以下の 2 つのタイプに分類している（図 1）．

　A 型肝斑（タイプ A）：真の肝斑であり，表皮基底層のメラニンが多く，その上部のケラチノサイト内にもメラニンを認める．また，真皮上層にも少量のメラノファージを認めることがある．

　B 型肝斑（タイプ B）：これは洗顔や摩擦や過度な紫外線曝露などによる慢性的な炎症後色素沈着で，表皮基底層の変性とメラニンの増加，そして真皮上層部にも少量のメラノファージが散在し，さらに血管拡張や時に炎症性細胞も認める．B 型肝斑の方が他の疾患を合併していることが多い．いずれのタイプも，単独で存在することもあるが，そのほとんどは，他のシミ疾患，ケラチノサイト異常や他のメラニン異常を伴っていることが多い．また，A 型，B 型の混在も多い．

トラネキサム酸の肝斑への効果

　トラネキサム酸は，タンパク質を構成するリシンというアミノ酸をベースに作られたアミノ酸の 1 種で，2002 年に美白成分として厚生労働省から認可を受けている．肝斑の発生機序は未だ不明な点が多いが，プラスミンが活性化しメラニン産生が亢進，さらに炎症反応，血管透過性が亢進している病態ではある．トラネキサム酸の抗プラスミン作用により，メラニン産生を抑制効果，またプロスタグランジン産生抑制による抗炎症作用により肝斑を改善していると考えられる．2016 年 PEPARS No. 110 で，2021 年 PEPARS No. 175 で肝斑治療の特集が組まれ，肝斑に対する内服治療が乃木田[9]，木村[10]から報告されたが，抗プラスミン作用以外にも，肝斑では vascular endothelial growth factor（VEGF）や basic fibroblast growth

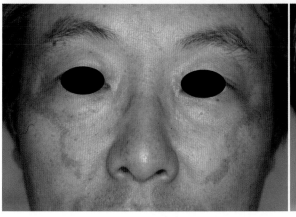
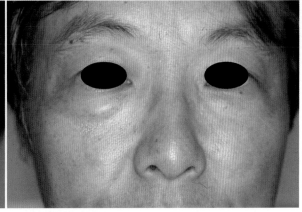

a．治療前　　　　　　　　　　　　b．トラネキサム酸内服のみ：1か月後

図 2．トラネキサム酸の効果：A型肝斑

トラネキサム酸 1,500 mg/日の内服 1 か月で有効性を認めている．多くの患者は利き手と逆側，左側の方が早くよくなる．

a | b

図 3.
トラネキサム酸の効果：B型肝斑

肝斑か，日焼けによる炎症後色素沈着であるが，日焼け止めの塗布とトラネキサム酸 1,500 mg/日を内服し 1 か月で有効性を認めている
　a：治療前
　b：トラネキサム酸内服のみ：1か月後

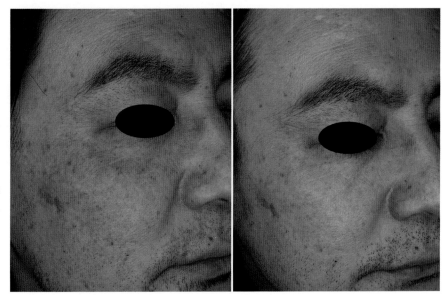

factor（bFGF）などのサイトカイン発現を抑制する作用も報告されている．紫外線照射したヒトケラチノサイトの培養上清のメラノサイト増殖作用に対しトラネキサム酸の抑制効果の確認も得られているため，今後はトラネキサム酸のプラスミンによるメラニン産生が起こるメカニズムや肝斑の病態の解明が期待される．実際の臨床で，紫外線予防とトラネキサム酸の処方のみので，A型肝斑でもB型肝斑でも 1 か月で有効性を認めている（図 2，3）．

実際の治療と問題点

　肝斑治療の第 1 選択はトラネキサム酸の内服である．ここで問題となるのは，投与量と投与期間，再発および副作用で生じる血栓である．OTC であるトランシーノ® II は 750 mg/日を 2 か月間服用，2 か月間休薬とされている．現在は通信販売されているので，実際どのように使用されているかは不明である．海外の報告では 500 mg/日か 750 mg/日の内服により，8〜12 週間で十分な有効性が示されていた[10]．筆者は，1,500 mg/日で治療を開始している．エビデンスはなく，経験になっ

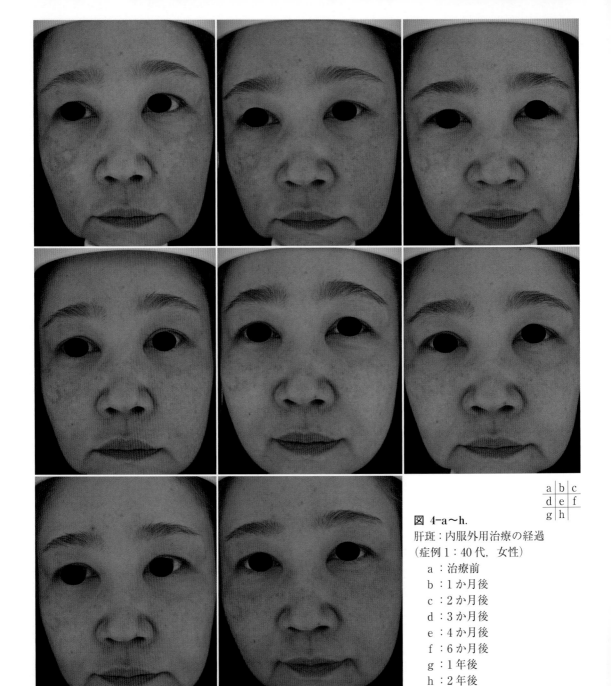

a	b	c
d	e	f
g	h	

図 4-a〜h.
肝斑：内服外用治療の経過
（症例1：40代，女性）
　a：治療前
　b：1か月後
　c：2か月後
　d：3か月後
　e：4か月後
　f：6か月後
　g：1年後
　h：2年後

てしまうが，30年前に1,500 mg/日と半量での内服による相違を調べたことがあった．自分自身にも行ったが効果の発現は1,500 mg/日の方が早かった．また，最近では他院で500 mg/日か750 mg/日の内服を行い効果の実感がなかった患者に1,500 mg/日に増量したところ実感が得られたことなどから，最初の3か月間，重度の場合6か月

間は1,500 mg/日を処方している．ただし，患者のほとんどは女性であるため，内服以外にスキンケアのための外用（ビタミンCやコウジ酸など）も処方しているため一概に量による効果の違いとは言えない．

　投与期間は，筆者自身は25年継続している．20年以上内服している患者も多い．内服を中止する

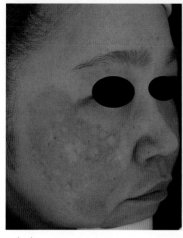
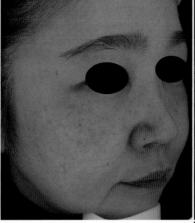
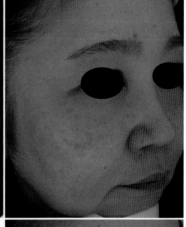
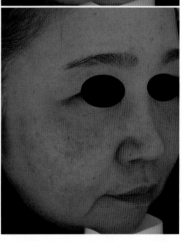

i | j | k
      | l

図 4-i〜*l*.

肝斑：内服外用治療の経過（症例 1：40 代，女性）

　　i：治療前
　　j：6 か月後
　　k：1 年後
　　l：2 年後

＜治療＞

内服：トラネキサム酸：1,500 mg/日，ビタミン C：3,000 mg/
　　　日，ビタミン E：600 mg/日
　　　トラネキサム酸は 6 か月は 1,500 mg/日，その後は 750〜
　　　1,000 mg/日．肝斑の状態により調整

外用：5％ビタミン C ローション，APPS フラーレンローショ
　　　ン，1％コウジ酸＋2％トラネキサム酸クリーム

と再発するため，500〜1,000 mg/日を肝斑の状態を診て投与量の調節をしている．治療をきちんと行うと 1〜2 か月で効果を実感するため，再発の説明をしていても自己中断する人はいる．トラネキサム酸は，美白作用以外にも炎症などの皮膚トラブルを予防する効果もあり，閉経後も 500 mg/日を継続している人は多い．現在までに，血栓などの重篤な副作用の経験はない．日本産科婦人科学会でランチョンセミナーなどを行うと，ホルモン療法時の内服の併用，血栓は増加するかなどの質問が多くある．ホルモン療法により肝斑の悪化が起こることが多く，ホルモン療法も下肢深部静脈血栓症（DVT）と肺塞栓症（PE）の危険因子であるからである．自費美容診療であるため，リスクを説明した上で患者に選択してもらうが，産婦人科医には同施設での処方はしない方がよいと応えている．

効果発現に関しては，A 型肝斑では内服 1 か月

で B 型肝斑では 1〜2 か月と炎症がある方が効果の発現が少し遅い印象がある．内服後 3〜4 か月の肌の状態が最もよく，その後の状態は，内服量やスキンケアの状態，季節や紫外線曝露量，また自己のモチベーションによっても変化する．また，利き手と逆側，日本人では左側が多いが，左側の方が効果の発現が早く，経過中に炎症も少ない．

症　例

症例 1：40 代女性の肝斑

トラネキサム酸，ビタミン C，E の内服，5％ビタミン C ローション，APPS フラーレンローション，1％コウジ酸＋2％トラネキサム酸クリームで治療（図 4）．1〜6 か月はトラネキサム酸量 1,500 mg/日，その後は 750〜1,000 mg/日で症状により調整している．本症例は 2016 年 PEPARS No. 110 で症例提示した，その後の経過である[11]．

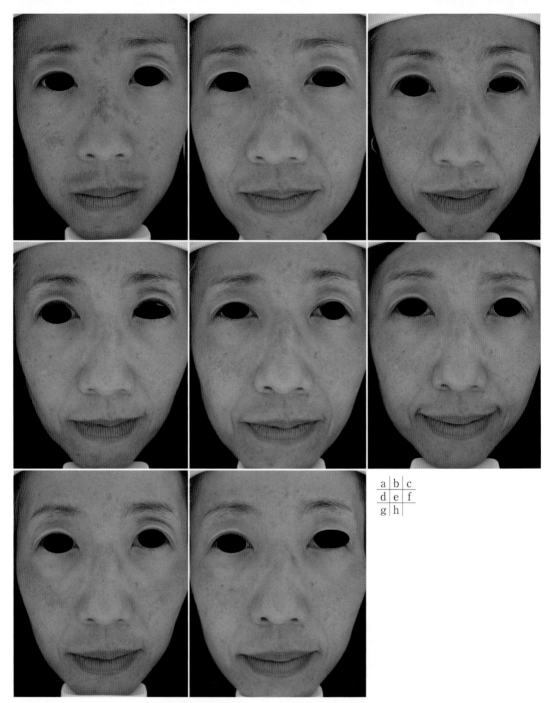

a	b	c
d	e	f
g	h	

図 5. 肝斑内服外用治療の経過（症例 2：40 代女性）
　　　　a：治療前　　　　b：1 か月　　　　c：2 か月
　　　　d：3 か月　　　　e：6 か月　　　　f：8 か月
　　　　g：10 か月　　　　h：1 年

＜治療＞
内服：トラネキサム酸：1,500 mg/日，ビタミン C：3,000 mg/日，ビタミン E：600
　　　mg/日
　　　トラネキサム酸は 6 か月は 1,500 mg/日，その後は 750～1,000 mg/日．肝斑の
　　　状態により自己調整
外用：5％ビタミン C ローション，APPS フラーレンローション，1％コウジ酸＋2％
　　　トラネキサム酸クリーム

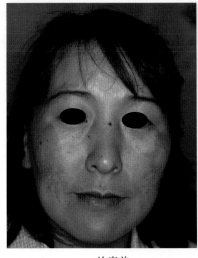 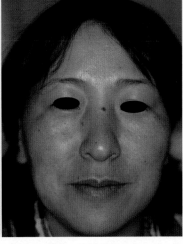 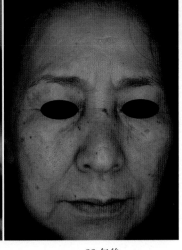

　　　a．治療前　　　　　　　　b．内服・外用治療：3か月　　　　c．22年後
　　　図 6．肝斑内服外用治療：長期経過（症例3：40代から60代：22年間の
　　　　　　長期継続症例）
　　　　　自己中断した時期もあったが，肝斑の悪化したり肌の状態が悪くなると
　　　のことで現在も継続している．

症例 2：40代女性の肝斑

　トラネキサム酸，ビタミンC，Eの内服，5％ビタミンCローション，APPSフラーレンローション，1％コウジ酸＋2％トラネキサム酸クリームで治療した（図5）．1〜6か月はトラネキサム酸1,500 mg/日，その後は750〜1,000 mg/日で症状により調整している．

症例 3：60代女性の肝斑

　40代から22年間，トラネキサム酸，ビタミンC，Eの内服，5％ビタミンCローション，APPSフラーレンローション，1％コウジ酸＋2％トラネキサム酸クリームの治療を22年間行っている（図6）．治療を自己中断した時期もあったが，肝斑が悪化したり肌の状態が悪くなるとのことで現在も継続している．

症例 4：40代女性の肝斑

　トラネキサム酸，ビタミンC，Eの内服，5％ビタミンCローション，APPSフラーレンローション，1％コウジ酸＋2％トラネキサム酸クリームで治療を開始，1か月に1回診察をしていたが，3か月後の受診はなく，1年後に再受診された（図7）．最近では肌診断機（re-Beau2）で赤みのチェックができ，炎症の状態も診断できるため，メラニン沈着とともに患者への説明に使用している．

アンチエイジング内服トピックス

現在，研究が行われている薬剤を紹介する．

・**NMN**：ニコチンアミド・モノ・ヌクレオチド
　NMNにより，補酵素NAD＋（ニコチンアミドアデニンジヌクレオチド）に変換され，サーチュイン（長寿遺伝子）という酵素を活性化する．本邦でも，点滴治療を行っているところもある．現在，多くの研究がされている．

・**メトフォルミン**：糖尿病治療薬
　インスリン分泌の増加を伴わないので，単剤では低血糖を起こしにくく，また体重も増えにくいという利点があり，広く利用されている．がんの成長を抑える可能性，がん抑制遺伝子を活性化する作用がある．血管にダメージを与える活性酸素が増えるのを防ぐ抗酸化作用もあると考えられている．こちらも，大規模スタディーが行われている．

まとめ

　肝斑の発生機序，トラネキサム酸の内服や本稿では述べなかったがレーザートーニングが肝斑治

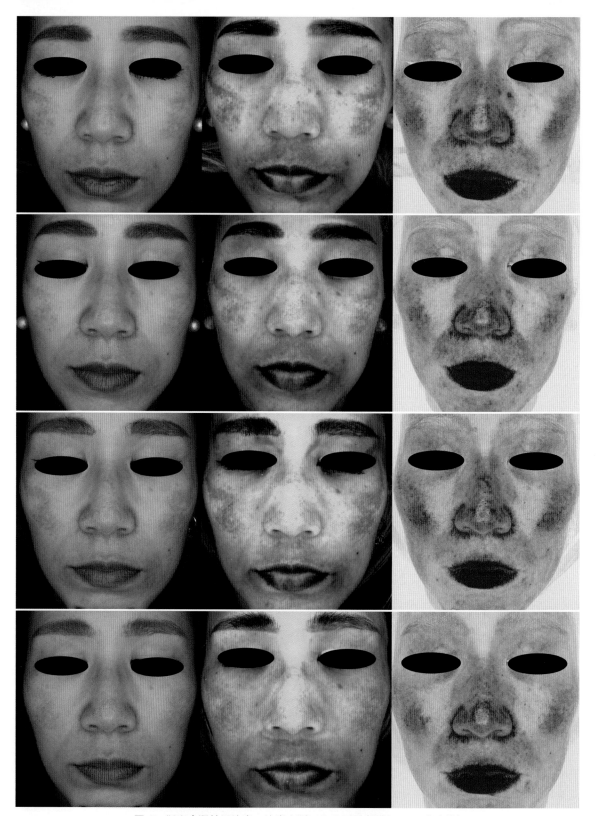

図 7. 肝斑内服外用治療：治療中断による再発（症例 4：40 代女性）

a：治療前　　b：2 か月後　　c：治療 3 か月で中断，1 年後再発　　d：治療再開後 2 か月

＜治療＞

内服：トラネキサム酸：1,500 mg/日，ビタミン C：3,000 mg/日，ビタミン E：600 mg/日

外用：5％ビタミン C ローション，APPS フラーレンローション，1％コウジ酸・2％トラネキサム酸クリーム

3 か月後の受診はなく，よくなったため自己中断．1 年後に再受診し，再治療を開始した．

療に有効[12)13)]であることなど，未だに不明なこと
も多い．今後これらの解明が期待されるが，いず
れも難しいことが予想される．

　現在の問題点は2つ，1つは肝斑に対して保険
で処方している医療機関がある．例えば1か月処
方してから紹介されるケースもあり，説明に苦慮
することも多い．なかには内服だけ皮膚科で処方
してもらっていることもある．もう1つは，海外
でのトラネキサム酸の使用が増えたこと，特にコ
ロナ以降流通量が減り入手することが困難になっ
てきた．すでにOTCとなっているが，筆者は医
師が処方しコントロールする薬剤であると考えて
いる．

参考文献

1) 御子柴　甫ほか：肝斑に対するトラネキサム酸内
服療法．西日皮膚．**47**：1101-1104，1985．
2) 東　禹彦：肝斑に対するトラネキサム酸療法．皮
膚．**30**：676-680，1988．
3) Zhang, L., et al.：Tranexamic acid for adults with
melasma：a systematic review and meta-analysis. Biomed Res Int. **6**：1683414, eCollection,
2018.
4) 川島　眞ほか：肝斑に対するDH-4243（トラネキ
サム酸配合経口薬）の多施設共同無作為化比較試
験．臨皮．**61**：571-577，2007．
5) 川島　眞ほか：色素沈着症に対するDH-4243（ト
ラネキサム酸配合経口薬）の多施設共同無作為化
比較試験．臨皮．**61**：745-752，2007．
6) 二条貞子：トラネキサム酸による肝斑の治療．基
礎と臨床．**13**：3129-3130，1979．
Summary　世界で初めてトラネキサム酸が肝斑
に有効であると報告．
7) 川島　眞ほか：肝斑に対するトランシーノの製造
販売後臨床試験（第Ⅳ相試験）．臨床医薬．**29**：
275-284，2013．
8) 山下理絵，近藤謙司：【シミ・肝斑治療マニュア
ル】肝斑：シミ治療の現状．PEPARS．**110**：1-
12，2016．
9) 乃木田俊辰：【シミ・肝斑治療マニュアル】肝斑治
療：内服治療の選択：トラネキサム酸はなぜ効く
か．PEPARS．**110**：18-21．2016．
10) 木村有太子：【今，肝斑について考える】肝斑に対
する内服治療．PEPARS．**175**：5-8，2021．
11) 近藤謙司，山下理絵：【シミ・肝斑治療マニュア
ル】肝斑治療：レーザートーニングとは．PEPARS．**110**：27-39，2016．
12) 山下理絵，近藤謙司：【再考！美容皮膚診療―自
然な若返りを望む患者への治療のコツ―】再考！
肝斑に対するレーザートーニング．MB Derma.
262：65-74，2017．
13) 山下理絵，近藤謙司：【今，肝斑について考える】
肝斑に対する（ナノ秒発振）QスイッチNd：YAG
レーザー治療の臨床．PEPARS．**175**：40-49．
2021．

第 24 回日本褥瘡学会中国四国地方会学術集会

会　期：2024 年 3 月 17 日（日）

会　場：高知市文化プラザかるぽーと
　　　　〒 781-9529　高知市九反田 2-1

会　長：赤松　順（社会医療法人近森会 近森病院 形成外科）

テーマ：レジリエント・コミュニケーション in 高知
　　　　―職種を超えて再発見！―

Ｕ Ｒ Ｌ：https://www.kwcs.jp/jspucs24/

参加費：事前参加費
　　　　会員 3,000 円・非会員 4,000 円・学生 1,000 円
　　　　当日参加費
　　　　会員 4,000 円・非会員 5,000 円・学生 1,000 円

プログラム：

　特別講演：褥瘡潰瘍マネージメント～診断から治療，創傷衛生まで～
　　演者：宮内律子（山口総合医療センター形成外科）

　特別フォーラムⅠ：急性期から地域につながる栄養管理～タスクシフト・タスクシェアの時代に向けて～
　　演者：宮島　功（近森病院栄養部）

　特別フォーラムⅡ：私たち薬剤師に出来ること　褥瘡の薬学的管理
　　演者：筒井由香（近森病院 薬剤部長）

　ランチョンセミナー：ノーリフトケアを浸透させるための考え方
　　演者：藤井香織（鳥取大学医学部附属病院）

　スイーツセミナー：地域における創傷管理と特定行為
　　演者：平良亮介（水島協同病院 看護師長）

　アフタヌーンセミナー：エアマットレスは全自動の時代に
　　演者：高野　学（株式会社モルテン）

　教育講演：速報‼ 2024 年 W 改定：褥瘡にかかわる診療報酬・介護報酬―医療行政の大改革と併せて読み解く―
　　演者：高水　勝（アルケア株式会社）

　ハンズオン 1　※事前申し込み
　フットケア入門～爪切りから始めよう‼～

　ハンズオン 2　※事前申し込み
　～効果的な貼付方法，普段からの疑問を解消しちゃいます～

　ハンズオン 3　※事前申し込み
　分かりやすい創傷衛生のテクニック～洗い方・被覆方法のポイントを知ろう

　ハンズオン 4　※当日先着順
　最新のデブリードマン体験～超音波デブリードマンとウンドクロスを用いて～

事前参加登録期間・申し込み方法：
　　23 年 10 月 3 日（火）正午～24 年 3 月 8 日（金）正午
　　大会ホームページより WEB 参加登録フォームからお申し込みください．

事務局：
　　社会医療法人近森会 近森病院 形成外科
　　〒 780-8522　高知県高知市大川筋一丁目 1-16

運営事務局：
　　株式会社キョードープラス
　　〒 701-0205　岡山県岡山市南区妹尾 2346-1
　　TEL：086-250-7681　FAX：086-250-7682
　　E-mail：jspucs24@kwcs.jp

▲さらに詳しい情報は
HP を CHECK ！

FAX による注文・住所変更届け

改定：2024 年 1 月

　毎度ご購読いただきましてありがとうございます．

　読者の皆様方に弊社の本をより確実にお届けさせていただくために，FAX でのご注文・住所変更届けを受けつけております．この機会に是非ご利用ください．

◇ご利用方法

　FAX 専用注文書・住所変更届けは，そのまま切り離して FAX 用紙としてご利用ください．また，注文の場合手続き終了後，ご購入商品と郵便振替用紙を同封してお送りいたします．**代金が税込 5,000 円をこえる場合，代金引換便とさせて頂きます．** その他，申し込み・変更届けの方法は電話，郵便はがきも同様です．

◇代金引換について

　代金が税込 5,000 円をこえる場合，代金引換とさせて頂きます．配達員が商品をお届けした際に，現金またはクレジットカード・デビットカードにて代金を配達員にお支払い下さい(本の代金＋消費税＋送料)．（※年間定期購読と同時に 5,000 円をこえるご注文を頂いた場合は代金引換とはなりません．郵便振替用紙を同封して発送いたします．代金後払いという形になります．送料は，定期購読を含むご注文の場合は弊社が負担します）

◇年間定期購読のお申し込みについて

　年間定期購読は，1 年分を前金で頂いておりますため，代金引換とはなりません．郵便振替用紙を本と同封または別送いたします．送料弊社負担，また何月号からでもお申込み頂けます．

　毎年末，次年度定期購読のご案内をお送りいたしますので，定期購読更新のお手間が非常に少なく済みます．

◇住所変更届けについて

　年間購読をお申し込みされております方は，その期間中お届け先が変更します際，必ずご連絡下さいますようよろしくお願い致します．

◇取消，変更について

　取消，変更につきましては，お早めに FAX，お電話でお知らせ下さい．

　返品は，原則として受けつけておりませんが，返品の場合の郵送料はお客様負担とさせていただきます．その際は必ず弊社へご連絡ください．

◇ご送本について

　ご送本につきましては，ご注文がありましてから約 1 週間前後とみていただきたいと思います．

◇個人情報の利用目的

　お客様から収集させていただいた個人情報，ご注文情報は本サービスを提供する目的(本の発送，ご注文内容の確認，問い合わせに対しての回答等)以外には利用することはございません．

　その他，ご不明な点は弊社までご連絡ください．

株式会社 全日本病院出版会　〒 113-0033 東京都文京区本郷 3-16-4-7 F　電話 03(5689)5989　FAX03(5689)8030　郵便振替口座 00160-9-58753

FAX 専用注文書

形成・皮膚 2401　　　年　　月　　日

○印	PEPARS	定価(消費税込み)	冊数
	2024 年＿＿月〜12 月定期購読(送料弊社負担)		
	PEPARS No. 200　足を診る—糖尿病足病変，重症下肢虚血からフットケアまで— 臨時増大号	5,500 円	
	PEPARS No. 195　**顔面の美容外科 Basic & Advance** 増大号	6,600 円	
	PEPARS No. 183　**乳房再建マニュアル**—根治性，整容性，安全性に必要な治療戦略— 増大号	5,720 円	
	バックナンバー(号数と冊数をご記入ください) No.		

○印	Monthly Book Derma.	定価(消費税込み)	冊数
	2024 年＿＿月〜12 月定期購読(送料弊社負担)		
	MB Derma. No. 340　**切らずに勝負！皮膚科医のための美容皮膚診療** 増大号	5,610 円	
	MB Derma. No. 336　**知っておくべき皮膚科キードラッグのピットフォール** 増刊号	6,490 円	
	バックナンバー(号数と冊数をご記入ください) No.		

○印	瘢痕・ケロイド治療ジャーナル		
	バックナンバー(号数と冊数をご記入ください) No.		

○印	書籍	定価(消費税込み)	冊数
	カスタマイズ治療で読み解く美容皮膚診療	10,450 円	
	日本美容外科学会会報　Vol. 44　特別号 「美容医療診療指針 令和 3 年度改訂版」	4,400 円	
	ここからマスター！手外科研修レクチャーブック	9,900 円	
	足の総合病院・下北沢病院がおくる！ ポケット判 主訴から引く足のプライマリケアマニュアル	6,380 円	
	カラーアトラス 爪の診療実践ガイド 改訂第 2 版	7,920 円	
	イチからはじめる美容医療機器の理論と実践 改訂第 2 版	7,150 円	
	臨床実習で役立つ形成外科診療・救急外来処置ビギナーズマニュアル	7,150 円	
	足爪治療マスター BOOK	6,600 円	
	図解 こどものあざとできもの—診断力を身につける—	6,160 円	
	美容外科手術—合併症と対策—	22,000 円	
	運動器臨床解剖学—チーム秋田の「メゾ解剖学」基本講座—	5,940 円	
	グラフィック リンパ浮腫診断—医療・看護の現場で役立つケーススタディ—	7,480 円	
	足育学　外来でみるフットケア・フットヘルスウェア	7,700 円	
	ケロイド・肥厚性瘢痕 診断・治療指針 2018	4,180 円	
	実践アトラス 美容外科注入治療　改訂第 2 版	9,900 円	
	ここからスタート！眼形成手術の基本手技	8,250 円	
	Non-Surgical 美容医療超実践講座	15,400 円	

お名前	フリガナ 　　　　　　　　　　　　　㊞	診療科

| ご送付先 | 〒　　　－

□自宅　　□お勤め先 |

電話番号　　　　　　　　　　　　　　　　　　　□自宅
　　　　　　　　　　　　　　　　　　　　　　□お勤め先

バックナンバー・書籍合計
5,000 円以上のご注文
は代金引換発送になります

—お問い合わせ先—
㈱全日本病院出版会営業部
電話 03(5689)5989

FAX 03(5689)8030

年　　月　　日

住 所 変 更 届 け

お名前	フリガナ	
お客様番号		毎回お送りしています封筒のお名前の右上に印字されております8ケタの番号をご記入下さい。
新お届け先	〒　　　　　　都道 　　　　　　　府県	
新電話番号	（　　　　　）	
変更日付	年　　月　　日より	月号より
旧お届け先	〒	

※ 年間購読を注文されております雑誌・書籍名に✓を付けて下さい。

☐ Monthly Book Orthopaedics（月刊誌）

☐ Monthly Book Derma.（月刊誌）

☐ Monthly Book Medical Rehabilitation（月刊誌）

☐ Monthly Book ENTONI（月刊誌）

☐ PEPARS（月刊誌）

☐ Monthly Book OCULISTA（月刊誌）

FAX 03-5689-8030

全日本病院出版会行

PEPARS

2018 年

No. 135　ベーシック＆アドバンス
　　　　皮弁テクニック　増大号
　　　　編集／田中克己

2019 年

No. 147　美容医療の安全管理と
　　　　トラブルシューティング　増大号
　　　　編集／大慈弥裕之

No. 153　鼻の再建外科
　　　　編集／三川信之

No. 154　形成外科におけるエコー活用術
　　　　編集／副島一孝

No. 155　熱傷の局所治療マニュアル
　　　　編集／仲沢弘明

No. 156　Maxillofacial Surgery
　　　　編集／赤松　正

2020 年

No. 157　褥瘡治療のアップデート
　　　　編集／石川昌一

No. 158　STEP by STEP の写真と図で理解する
　　　　手指の外傷治療
　　　　編集／小野真平

No. 159　外科系医師必読！形成外科基本手技 30
　　　　―外科系医師と専門医を目指す形成外科医師
　　　　のために―　増大号
　　　　編集／上田晃一

No. 160　眼瞼下垂手術―整容と機能の両面アプローチ―
　　　　編集／清水雄介

No. 161　再建手術の合併症からのリカバリー
　　　　編集／梅澤裕己

No. 162　重症下肢虚血治療のアップデート
　　　　編集／辻　依子

No. 163　人工真皮・培養表皮　どう使う，どう生かす
　　　　編集／森本尚樹

No. 164　むくみ診療の ONE TEAM
　　　　―静脈？リンパ？肥満？―
　　　　編集／三原　誠・原　尚子

No. 165　瘢痕拘縮はこう治療する！
　　　　編集／小川　令

No. 166　形成外科で人工知能(AI)・バーチャル
　　　　リアリティ(VR)を活用する！
　　　　編集／大浦紀彦・秋元正宇

No. 167　NPWT(陰圧閉鎖療法)を再考する！
　　　　編集／榊原俊介

No. 168　実は知らなかった！　新たに学ぶ頭頸部
　　　　再建周術期管理の 10 の盲点
　　　　編集／矢野智之

2021 年

No. 169　苦手を克服する手外科
　　　　編集／鳥谷部荘八

No. 170　ボツリヌストキシンはこう使う！
　　　　―ボツリヌストキシン治療を中心としたコン
　　　　ビネーション治療のコツ―
　　　　編集／古山登隆

No. 171　眼瞼の手術アトラス
　　　　―手術の流れが見える―　増大号
　　　　編集／小室裕造

No. 172　神経再生医療の最先端
　　　　編集／素輪善弘

No. 173　ケロイド・肥厚性瘢痕治療 update
　　　　編集／清水史明

No. 174　足の再建外科　私のコツ
　　　　編集／林　明照

No. 175　今，肝斑について考える
　　　　編集／宮田成章

No. 176　美容外科の修正手術
　　　　―修正手術を知り，初回手術に活かす―
　　　　編集／原岡剛一

No. 177　当直医マニュアル
　　　　形成外科医が教える外傷対応
　　　　編集／横田和典

No. 178　レベルアップした再建手術を行うため
　　　　にマスターする遊離皮弁
　　　　編集／鳥山和宏

No. 179　マイクロサージャリーの基礎をマスターする
　　　　編集／多久嶋亮彦

No. 180　顔面骨骨折を知り尽くす
　　　　編集／尾﨑　峰

2022 年

No. 181　まずはここから！四肢のしこり診療ガイド
　　　　編集／土肥輝之

No. 182　遊離皮弁をきれいに仕上げる―私の工夫―
　　　　編集／櫻庭　実

No. 183　乳房再建マニュアル　増大号
　　　　―根治性，整容性，安全性に必要な治療戦略―
　　　　編集／佐武利彦

No. 184　局所皮弁デザイン―達人の思慮の技―
　　　　編集／楠本健司

No. 185　＜美容外科道場シリーズ＞要望別にみる
　　　　鼻の美容外科の手術戦略
　　　　編集／中北信昭

No. 186　唇口蓋裂治療―長期的経過を見据えた初回
　　　　手術とプランニング―
　　　　編集／彦坂　信

No. 187　皮膚科ラーニング！STEP UP 形成外科診療
　　　　　編集／土佐眞美子・安齋眞一
No. 188　患者に寄り添うリンパ浮腫診療―診断と治療―
　　　　　編集／前川二郎
No. 189　＜美容外科道場シリーズ＞埋没式重瞼術
　　　　　編集／百澤　明
No. 190　こんなマニュアルが欲しかった！形成外科基本マニュアル [1]
　　　　　編集／上田晃一
No. 191　こんなマニュアルが欲しかった！形成外科基本マニュアル [2]
　　　　　編集／上田晃一
No. 192　＜1人医長マニュアルシリーズ＞手外傷への対応
　　　　　編集／石河利広

2023 年
No. 193　形成外科手術　麻酔マニュアル
　　　　　編集／西本　聡
No. 194　あざの診断と長期的治療戦略
　　　　　編集／河野太郎
No. 195　顔面の美容外科 Basic & Advance　増大号
　　　　　編集／朝日林太郎
No. 196　顔の外傷　治療マニュアル
　　　　　編集／諸富公昭
No. 197　NPWT（陰圧閉鎖療法）の疾患別治療戦略
　　　　　編集／田中里佳
No. 198　実践　脂肪注入術―疾患治療から美容まで―
　　　　　編集／田中里佳
No. 199　HIFU と超音波治療マニュアル
　　　　　編集／石川浩一
No. 200　足を診る―糖尿病足病変，重症下肢虚血からフットケアまで―　臨時増大号
　　　　　編集／古川雅英
No. 201　皮弁・筋皮弁による乳房再建：適応と手術のコツ
　　　　　編集／武石明精
No. 202　切断指　ZONE 別対応マニュアル！
　　　　　編集／荒田　順
No. 203　知っておくべき穿通枝皮弁 10
　　　　　編集／中川雅裕

No. 204　多血小板血漿（PRP）の上手な使い方
　　　　　編集／覚道奈津子

2024 年
No. 205　植皮のすべて，教えます
　　　　　編集／櫻井裕之

各号定価 3,300 円（本体 3,000 円＋税）．ただし，増大号：No. 135, 147, 159, 171, 183 は定価 5,720 円（本体 5,200 円＋税），No. 195 は定価 6,600 円（本体 6,000 円＋税），No. 200 は定価 5,500 円（本体 5,000 円＋税）
在庫僅少品もございます．品切の際はご容赦ください．
（2024 年 1 月現在）

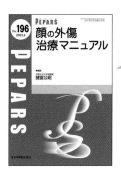

表紙をリニューアルしました！

掲載されていないバックナンバーにつきましては，弊社ホームページ（www.zenniti.com）をご覧下さい．

click

全日本病院出版会　　　　　検 索

全日本病院出版会 公式 twitter!!

弊社の書籍・雑誌の新刊情報，または好評書のご案内を中心に，タイムリーな情報を発信いたします．
全日本病院出版会公式アカウント **@zenniti_info** を是非ご覧下さい!!

2024 年 年間購読 受付中！
年間購読料　42,020 円（消費税込）（送料弊社負担）
（通常号 11 冊，増大号 1 冊：合計 12 冊）

皮弁挙上に役立つ解剖

No.207（2024 年 3 月増大号）

編集／日本医科大学 准教授　　　梅澤　裕己

頭部の皮弁挙上のコツ……………中川　雅裕
眼瞼再建に用いる皮弁挙上………小島　空翔ほか
顔面の皮弁挙上②………………遠藤　淑恵ほか
上腕の皮弁挙上……………………工藤　俊哉
前腕の皮弁挙上……………………大﨑　健夫ほか
手部の皮弁挙上……………………小野　真平
前胸部の皮弁挙上…………………久冨健太郎
背部の皮弁挙上
　―肩甲皮弁，肩甲骨弁，広背筋皮弁―
　………………………………………小野寺　文ほか
腹部の皮弁挙上……………………冨田　祥一ほか
鼠径部の皮弁挙上
　―鼠径皮弁から SCIP 皮弁へ―……山本　匠ほか
殿部の皮弁挙上……………………立花　岳ほか
大腿部前面の皮弁挙上……………近藤　曉
大腿部後面の皮弁挙上……………近藤　曉
下腿皮弁……………………………石田　勝大
足部の皮弁挙上……………………永松　将吾

No. 206　編集企画：
　秋山　豪　日本医科大学 病院講師

PEPARS　No. 206

2024 年 2 月 15 日発行（毎月 1 回 15 日発行）
　　　　定価は表紙に表示してあります．
　　　　　　　Printed in Japan

発行者　　末 定 広 光
発行所　　株式会社　全日本病院出版会
〒 113-0033　東京都文京区本郷 3 丁目 16 番 4 号
　　　　　　電話（03）5689-5989　Fax（03）5689-8030
　　　　　　郵便振替口座 00160-9-58753

印刷・製本　三報社印刷株式会社　　　　電話（03）3637-0005
広告取扱店　株式会社文京メディカル　電話（03）3817-8036